Leben Lernen

Die Reihe »Leben Lernen« stellt auf wissenschaftlicher Grundlage Ansätze und Erfahrungen moderner Psychotherapien und Beratungsformen vor; sie wendet sich an die Fachleute aus den helfenden Berufen, an psychologisch Interessierte und an alle nach Lösung ihrer Probleme Suchenden.

Alle Bücher aus der Reihe ›Leben Lernen‹ finden Sie unter:
www.klettcotta.de/lebenlernen

Die Gruppenpsychotherapeutische Grundversorgung kann seit 2021 jedem gesetzlich Versicherten mit Psychotherapiebedarf, und somit einer Patientengruppe mit diversen psychotherapeutischen Anliegen und unterschiedlichen Vorbehandlungen, angeboten werden. Zur Umsetzung des niedrigschwelligen, antragsfreien Gruppenangebots bietet das Manual niedergelassenen Psychotherapeuten und Psychotherapeutinnen ein erprobtes Konzept, das ihre Praxis um ein attraktives Angebot erweitert. Inhalte der Verhaltenstherapie werden in einer gut vermittelbaren, kohärenten und gleichzeitig modular anwendbaren Struktur präsentiert. Mit der Gruppenpsychotherapeutischen Grundversorgung kann die Wartezeit auf Behandlung überbrückt und eine erste Symptomlinderung erreicht werden.

Lena Scholz
Jan Kiesewetter

Gruppenpsychotherapeutische Grundversorgung

Das Praxisbuch zur verhaltenstherapeutischen Umsetzung

Klett-Cotta

Die digitalen Zusatzmaterialien haben wir zum Download auf www.klett-cotta.de bereitgestellt. Geben Sie im Suchfeld auf unserer Homepage den folgenden Such-Code ein: OM89319

MIX
Papier | Fördert gute Waldnutzung
FSC® C083411

Klett-Cotta
www.klett-cotta.de
J. G. Cotta'sche Buchhandlung Nachfolger GmbH
Rotebühlstraße 77, 70178 Stuttgart
Fragen zur Produktsicherheit: produktsicherheit@klett-cotta.de

Cover: Jutta Herden, Stuttgart
unter Verwendung einer Abbildung von tatisol/iStock by Getty Images
Gesetzt von Dörlemann Satz, Lemförde
Gedruckt und gebunden von CPI – Clausen & Bosse, Leck
ISBN 978-3-608-89319-9
E-Book ISBN 978-3-608-12218-3
PDF-E-Book ISBN 978-3-608-20636-4

1. Nachdruck, 2025

Bibliografische Information der Deutschen Nationalbibliothek
Die Deutsche Nationalbibliothek verzeichnet diese Publikation in der Deutschen Nationalbibliografie; detaillierte bibliografische Daten sind im Internet über http://dnb.d-nb.de abrufbar.

Inhalt

KAPITEL 1

Gruppenpsychotherapeutische Grundversorgung[1]

1.1 Hintergrund

Die »Gruppenpsychotherapeutische Grundversorgung« stellt seit Oktober 2021 für alle Patientinnen mit psychischen Beschwerden ein gänzlich neues Versorgungsangebot im Rahmen der ambulanten Psychotherapie in Deutschland dar. Ziel ist eine niedrigschwellige psychotherapeutische Intervention, die der Vermittlung von grundlegenden Inhalten von Psychotherapie, einer ersten Symptomlinderung und einer Vorbereitung auf ambulante Psychotherapie, speziell Gruppentherapie oder eine Kombinationsbehandlung, dient. Die gruppenpsychotherapeutische Versorgung in Deutschland soll dadurch gefördert und flexibilisiert werden. Das Angebot umfasst vier Gruppensitzungen von jeweils hundert Minuten (oder achtmal fünfzig Minuten), die ohne gesonderten Antrag von den Krankenkassen übernommen werden. Sie ist anzeige-, antrags- und genehmigungsfrei und kann von allen Psychotherapeutinnen angeboten werden, die eine Genehmigung der Kassenärztlichen Vereinigung (KV) für Gruppentherapie in einem der Richtlinienverfahren haben. Da die Gruppenpsychotherapeutische Grundversorgung keine Richtlinientherapie ist, wird sie nicht auf eventuell nachfolgende Stundenkontingente für ambulante Richtlinienpsychotherapie angerechnet (Kassenärztliche Bundesvereinigung 2023). In vielfacher Hinsicht sind diese vier zusätzlichen ambulanten Gruppensitzungen sowohl

1 Hinweis: Um alle Menschen unabhängig von ihrer sexuellen Identität anzusprechen und gleichzeitig eine gute Lesbarkeit des Buchs zu erhalten, werden im Text verschiedene Geschlechtsformen abgewechselt. Die nicht genannten Geschlechtsformen sind dabei selbstverständlich einbezogen.

für Patienten als auch Psychotherapeuten eine hilfreiche Ergänzung des bisherigen Psychotherapiebedarfs.

Dieses Manual bietet ein Konzept, mit dem das neue psychotherapeutische Versorgungsangebot mit verhältnismäßig geringem Aufwand in jeder verhaltenstherapeutischen Praxis umgesetzt werden kann. So kann hoffentlich an möglichst vielen Orten ein zusätzliches und niedrigschwelliges Angebot für Menschen mit Psychotherapiebedarf geschaffen werden. Die Kassenärztliche Bundesvereinigung (KBV) beschreibt als Ziel der Gruppenpsychotherapeutischen Grundversorgung, dass Patientinnen die Arbeitsweise und Wirkmechanismen einer Gruppentherapie kennenlernen sollen, ohne dass zwangsläufig eine aktive Beteiligung und starke Selbstöffnung erforderlich sind. Zudem soll die Gruppenfähigkeit von Teilnehmenden beispielsweise durch ein besseres Verständnis der Patientenrolle in einer Gruppentherapie, aber auch das Erarbeiten eines ersten Krankheitsverständnisses und Anstoßen erster Veränderungsprozesse gefördert werden, um so eine nachfolgende Gruppentherapie wahrscheinlicher zu machen.

Für Patientinnen ist die Entscheidung für eine psychotherapeutische Gruppe verständlicherweise meist eine größere Hürde als für ambulante Psychotherapie im Einzelsetting. Trotzdem bietet die vierstündige ambulante Gruppenpsychotherapeutische Grundversorgung viele Vorteile für Menschen mit Psychotherapiebedarf und leistet damit einen Beitrag zum Schließen der immensen Lücke in der aktuellen psychotherapeutischen Versorgung. Zuallererst kann diese Form der Gruppentherapie die Wartezeit auf einen Therapieplatz im Einzel überbrücken oder zumindest verkürzen. Sie kann für Patienten schon dadurch eine erste Erleichterung des Leidensdruckes bieten, dass sie sich mit ihren psychischen Beschwerden nicht mehr alleingelassen fühlen, weil ihnen schnell und unkompliziert ein psychotherapeutisches Versorgungsangebot gemacht werden kann. Andere Menschen mit psychischer Belastung zu treffen, kann auch bereits eine Entlastung darstellen durch die Erkenntnis, mit Überforderung, Zweifeln, Depression oder Ängsten nicht allein zu sein. Die sogenannte »Universalität des Leidens« ist einer der therapeutischen Wirkfaktoren, die Gruppentherapien für Teilnehmende entlastend und verbindend machen (Yalom 2015, Marwitz 2016). Idealerweise reduziert eine gute Gruppendynamik auch die Hemmungen von Patientinnen, sich mit angst- und schambesetzten oder abstrakten Themen zu beschäftigen.

Das hier vorgestellte Gruppenkonzept erfordert außerdem noch keine persönliche, emotionale Öffnung, sodass die Hemmschwelle zur Teilnahme möglichst gering gehalten wird. Inhaltlich ist die verhaltenstherapeutische Umsetzung der Gruppenpsychotherapeutischen Grundversorgung so konzipiert, dass sie Erwachsenen mit den unterschiedlichsten psychischen Beschwerden diverse psychoedukative Inhalte sowie erste Denkanstöße und Werkzeuge anbietet, die bei vielen akuten oder chronischen psychischen Belastungssituationen hilfreich sein können. Die Wissensvermittlung zu zentralen Themen und Methoden der Verhaltenstherapie und das Kennenlernen von psychotherapeutischer Arbeit allgemein stellen somit einen ersten Baustein von psychotherapeutischer Versorgung im ambulanten Rahmen dar, der durch das Gruppensetting zusätzliche Vorteile mit sich bringen kann. Im besten Falle stellt die Gruppenpsychotherapeutische Grundversorgung für Patienten also nicht nur eine vorübergehende Unterstützung bei psychischer Belastung dar, sondern vermittelt schon allererste Schritte in Richtung Veränderung, verringert den Leidensdruck, reduziert Ängste und Unsicherheiten bezüglich Psychotherapie und motiviert damit zur anschließenden Gruppen- oder Kombinationstherapie. Wenn mehr Patientinnen eine psychotherapeutische Behandlung in der Gruppe in Betracht ziehen, könnte die immense Nachfrage nach Einzeltherapien etwas reduziert werden. Eine erste Versorgung durch die Gruppenpsychotherapeutische Grundversorgung und in Folge eine verstärkte Nutzung von ambulanten Gruppenangeboten könnten somit die aktuelle Versorgungslücke in Deutschland verringern.

Auch für Psychotherapeuten stellt die Gruppenpsychotherapeutische Grundversorgung eine interessante Ergänzung dar. Dieses Manual zur verhaltenstherapeutischen Umsetzung bietet die Möglichkeit, auf eine effiziente Weise erste Informationen, Modelle und Methoden der Verhaltenstherapie zu vermitteln. Grundlegende Inhalte wie beispielsweise das Vulnerabilitäts-Stress-Modell und das ABC-Modell, Einführungen in Achtsamkeit und Emotions- und Bedürfnisregulation sowie die Thematisierung der körperlichen Stressreaktion und die Festlegung von persönlichen Zielen werden mit den meisten Patienten in einer ambulanten Einzeltherapie erarbeitet. Durch die Erarbeitung dieser Inhalte in einer Gruppe bleibt im Optimalfall in einer sich anschließenden Einzeltherapie mehr Zeit für individuelle Arbeit. Außerdem können in der Gruppe unterschiedliche Erfahrungen und Ideen der Teilnehmenden gesammelt werden. Dies kann die Erarbeitung von theoretischen Inhalten anschaulicher machen, zu vielfältigeren Lösungsansätzen führen und damit auch die Arbeit der Therapeuten erleichtern. Nebenbei kann die unkomplizierte Anleitung der Gruppenpsychotherapeutischen Grundversorgung anhand des hier vorgestellten Manuals eventuell bestehende Hemmungen von Psychotherapeutinnen bezüglich Gruppentherapien im ambulanten Setting reduzieren und das allgemeine Angebot an Gruppentherapie erhöhen. Somit kann die neue ambulante Leistung der Gruppenpsychotherapeutischen Grundversorgung vielen Patientinnen und Therapeuten den Einstieg in eine ambulante Gruppentherapie erleichtern und gleichzeitig Ressourcen schonen.

1.2 Aufbau des Manuals

Das Manual kann chronologisch als Schritt-für-Schritt-Anleitung zur Umsetzung der Gruppenpsychotherapeutischen Grundversorgung dienen und Behandlerinnen von Anfang an bei der Planung und der anschließenden Durchführung begleiten. Bei Erfahrung mit ambulanter Gruppentherapie oder der Umsetzung des Manuals im stationären Setting kann das Augenmerk vor allem auf die Gruppeninhalte (ab Kapitel 3) gelegt werden. Sowohl inhaltlich als auch organisatorisch bietet dieses Manual viel Spielraum für Variationen, insbesondere in der Sitzungsanzahl und -frequenz. Selbstverständlich kann das Manual auch als Grundlage für die Erarbeitung eines völlig eigenen Konzepts für die Gruppenpsychotherapeutische Grundversorgung genutzt werden. Der Kreativität in der Umsetzung sind hierbei keine Grenzen gesetzt. Ob als Ideengeber oder als detaillierte Anleitung: dieses Manual soll dazu motivieren, die Gruppenpsychotherapeutische Grundversorgung im Rahmen der eigenen Möglichkeiten umzusetzen und Patienten als zusätzliches psychotherapeutisches Behandlungsangebot anzubieten.

Insgesamt ist das Manual wie folgt aufgebaut: Zunächst werden die Zielgruppen unter Behandlern (Kapitel 1.3) und die inhaltlichen Ziele des Manuals (Kapitel 1.4) erläutert, um den Fokus der hier vorgestellten Gruppentherapie zu präzisieren und gleichzeitig die diversen Einsatzmöglichkeiten des Manuals zu verdeutlichen. Auch Indikation und Kontraindikation bei der Auswahl von Patienten werden thematisiert (Kapitel 1.5). Anschließend werden Tipps zur konkreten Umsetzung der Gruppentherapie in der Praxis und zur Anleitung der Gruppe gegeben. Dies umfasst zum einen Hinweise zur organisatorischen Umsetzung, beispielsweise der Terminierung der Gruppentherapie, der Abrechnung mit den Krankenkassen, und wie Sie Patientinnen für die Gruppe gewinnen können (Kapitel 1.6). Zum anderen wird in Kapitel 1.7 (Spielräume und Stolpersteine bei der Gruppenleitung) auf einige allgemeine Herausforderungen bei der Leitung von therapeutischen Gruppen und auch auf die Besonderheiten dieser störungsübergreifenden Gruppe für Patienten mit sehr diversen Anliegen und Erfahrungen eingegangen. Auch die Vor- und Nachbereitung der Gruppentherapie wird thematisiert (Kapitel 1.8 und 1.9). In Kapitel 2 stellen wir eine statistische Auswertung der Effekte der Gruppentherapie in unserer ambulanten Praxis vor.

Die Inhalte der vier Sitzungen werden im Kern des Manuals in Kapitel 3 vorgestellt. Hierzu beginnen wir jeweils mit einem Überblick über die gruppenpsychotherapeutische Sitzung mit ihren einzelnen Inhalten und erläutern dann jeweils die einzelnen Übungen, Modelle und Methoden und wie diese didaktisch am besten durchgeführt werden. Jede Sitzung von jeweils hundert Minuten Inhalt umfasst zwei Themenblöcke, was auch die Möglichkeit eröffnet, die Sitzungen in Fünfzig-Minuten-Sitzungen aufzuteilen. Da wir in unserer Praxis die Gruppenpsychotherapeutische Grundversorgung im von der KBV vorgeschlagenen und häufig verwendeten

Gruppenformat von hundertminütigen Sitzungen angeboten haben (wie in Kapitel 1.6 genauer erläutert), ist das Manual entsprechend formuliert. Die zu vermittelnden Inhalte sind für die anleitenden Therapeutinnen aufbereitet, inklusive einer Kurzzusammenfassung (Cheat Sheet, siehe Kapitel 4) pro Sitzung. Die vorgestellten Themenblöcke werden überblicksartig und vor allem mit Hinweisen zur Didaktik vorgestellt, da davon ausgegangen wird, dass Ihnen als Psychotherapeutin die Inhalte bekannt sind. Für detaillierteres Fachwissen nutzen Sie bei Interesse jeweils themenspezifische Literatur. Die hier präsentierten Informationen sollten aber, zusammen mit Ihrer Fachkenntnis und Berufserfahrung, für die Gruppenleitung ausreichen.

Den Teilnehmenden werden ebenfalls Zusammenfassungen der erarbeiteten Inhalte (Handouts in Kapitel 5) und Arbeitsblätter (Kapitel 6) zur Verfügung gestellt, die ebenso als Hausaufgabenvorschlag verwendet werden können. Zusätzlich gibt es ein allgemeines Handout (5.0), das vor Beginn der Gruppe an die Teilnehmenden ausgeteilt werden kann. Am Ende des Manuals werden in den Kapiteln 7 und 8 zusätzliche Inhalte und Übungen vorgeschlagen, die beispielsweise bei verbleibender Zeit oder auch bei bestimmten Interessen der Teilnehmenden eingefügt werden können. Die Extra-Übungen können auch als Alternativen zu den jeweiligen Übungen in den Sitzungen genutzt werden. Zuletzt gibt es ein Kapitel zu häufig gestellten Fragen von Behandlern, die die Gruppe gern umsetzen möchten.

Alle Gruppensitzungen sind ähnlich strukturiert. Jede Sitzung beginnt mit einem Check-in, das dem emotionalen Ankommen, der Stärkung von Gruppenkohäsion durch Vertrauensaufbau sowie dem inhaltlichen Einstieg dient (Marwitz 2016). Die allererste Sitzung verwendet noch nicht den strukturierten Check-in aus Kapitel 3.1, für alle anderen Sitzungen ist dort eine Anleitung zu finden. In allen Sitzungen folgen zwei Themenblöcke von jeweils ungefähr dreißig Minuten, wobei die inhaltliche Arbeit in der ersten und in der letzten Sitzung kürzer sind, um für den jeweils längeren Einstieg beziehungsweise Abschluss der Gruppe genügend Zeit zu schaffen. Zwischen den beiden Themenblöcken empfiehlt sich eine Pause von etwa zehn Minuten, die aber selbstverständlich je nach Bedarf angepasst werden kann. Abgeschlossen wird jede Sitzung mit einem Check-out, das in Kapitel 3.2 vorgestellt wird. In der letzten Sitzung wird dieses durch ausführlichere Reflexion und Evaluation der Gruppe ersetzt.

> **Hinweis:** Wenn die Sitzungen als acht fünfzigminütige Termine angeboten werden, kann die Pause entfallen. Ein Check-in und ein Check-out sollten dann bei jedem Termin mit eingeplant werden. Somit wäre eine Struktur von zehn Minuten für den Einstieg (Check-in), dreißig Minuten inhaltlicher Arbeit und noch einmal zehn Minuten zum Stundenabschluss (Check-out) empfehlenswert.

Zu Beginn der ersten Sitzung werden gemeinsam mit allen Teilnehmenden noch einmal kurz die Rahmenbedingungen der Gruppe geklärt. Diese sollten zwar vorab bekannt sein (genauere Informationen hierzu in den Kapiteln 1.4 und 1.6), aber eine Wiederholung ruft wichtige Informationen erneut in Erinnerung und schafft eine gemeinsame Arbeitsgrundlage. Anschließend sind neben dem persönlichen Vorstellen der Teilnehmerinnen einige Übungen zum Kennenlernen eingeplant. Auch wenn viermal hundert Minuten nicht viel Zeit sind, sollte man dennoch ausreichend Raum für ein Kennenlernen schaffen, um die Gruppenkohäsion zu fördern. Je besser die Gruppenkohäsion unter den Teilnehmenden ist, desto höher ist die Bereitschaft für aktive Mitarbeit bei der nachfolgenden inhaltlichen Arbeit. Wenn die Patientinnen bemüht sind und sich trauen, Fragen zu stellen und eigene Beispiele einzubringen, können nicht nur Patienten stärker vom Gruppenangebot profitieren, sondern es erleichtert auch die Gruppenleitung sehr.

Inhaltlich steigt die erste Sitzung mit einem allgemeinen Modell für die Entstehung psychischer Symptome inklusive auslösender und aufrechterhaltender Faktoren von psychischen Beschwerden ein. Dies schafft Raum für einen der zentralen Wirkfaktoren von Gruppentherapie, die sogenannte Universalität des Leidens, nämlich die Erfahrung, dass es anderen Personen ähnlich ergeht und diverse Belastungen keineswegs außergewöhnlich sind (Marwitz 2016).

Zudem zeigt die Erarbeitung des Vulnerabilität-Stress-Modells diverse Ansatzpunkte für Veränderung auf und leitet damit über zu spezifischen Regulationsmöglichkeiten. Hierbei werden bereits bestehende Strategien validiert und durch das gemeinsame Sammeln teilweise auch verloren gegangene Ressourcen reaktiviert, was zu ersten Selbstwirksamkeitserlebnissen führen kann. Als zweites Thema wird die körperliche Stressreaktion erklärt, mit einem Fokus auf der Normalisierung der akuten Stressreaktion und einer Differenzierung von chronischem Stress und dessen unangenehmen Folgen. Auch hierbei werden vorhandene und neue oder vergessene Strategien zur funktionalen Stressbewältigung gesammelt. Abschließend wird die Notwendigkeit von Selbstbeobachtung vermittelt, um die diversen Strategien auch anzuwenden. Diese beiden ersten Themenblöcke können die Krankheitseinsicht der Patientinnen fördern und gleichzeitig auch die Selbstwirksamkeit und damit die Hoffnung auf Besserung stärken.

In der zweiten Sitzung werden im ersten Teil die bidirektionalen Zusammenhänge zwischen Verhalten, Gedanken und Emotionen (das Dreieck der Depression) erarbeitet. Als vierte Ebene wird der Einfluss der körperlichen Ebene besprochen, der ebenfalls als Ansatzpunkt für Interventionen dienen kann. Anhand dieser Abhängigkeiten wird die Abwärtsspirale der Depression beispielhaft dargestellt. Dieses Modell schafft häufig erste wichtige Erkenntnisse dazu, wie man »in dieses Loch« geraten ist. Zum anderen bietet es die Grundlage für Ansatzpunkte, mit denen man sich aus dem Tief wieder herausarbeiten kann. Hier liegt der Fokus vor allem auf kleinen Verhaltensänderungen, also auf Beispielen zur Verhaltensaktivierung. Das zweite Thema knüpft daran an, dass Gedanken häufig unbewusst und automatisch passieren, aber trotzdem, wie zuvor erarbeitet, einen starken Einfluss auf Stimmung und Verhalten haben können. Das ABC-Modell wird hier als Werkzeug vorgestellt, welches erklärt, dass emotionale und behaviorale Reaktionen auf eine bestimmte Situation nicht unmittelbar und zwangsläufig sind, sondern dass es Alternativen gibt, die gezielt genutzt werden können, um Emotionen und Verhalten zu steuern.

Die dritte Sitzung enthält zwei sehr große Themen, die gleichzeitig viel Aktivität und Interaktion ermöglichen. Dabei ist das Ziel, wie bei allen Inhalten in dieser Gruppe, keine umfassende Erarbeitung, sondern die Darstellung von möglichst diversen Zugängen zum jeweiligen Thema, damit trotz unterschiedlichster Anliegen jeder Patient für sich relevantes Wissen oder hilfreiche Interventionen kennenlernt. Das erste Thema ist die Vermittlung von grundlegendem Wissen zu Emotionen und deren Funktionen. Ziel ist es, Gefühle nicht mehr nur als unangenehme Belastung zu sehen, sondern ihren Zusammenhang mit Bedürfnissen und ihre kommunikative und aktivierende Funktion zu erkennen. So sollen Patientinnen motiviert werden, Gefühlsvermeidung zu reduzieren, sich Emotionen zu Nutze zu machen und sie funktionaler zu regulieren. Als Nächstes wird Achtsamkeit als wichtiges Werkzeug zum Erkennen von häufig automatischen und unbewusst ablaufenden Gedanken, Verhaltensmustern und emotionalen Reaktionen vorgestellt. Als leichter greifbarer Einstieg in das Thema wird Achtsamkeit auf die Umgebung und die eigenen Sinneswahrnehmungen demonstriert und eine entsprechende Sammlung an Strategien zur Emotions- oder Spannungsbewältigung, auch »Skills« genannt, wird vorgestellt. Anschließend wird Achtsamkeit, bezogen auf innere Prozesse, zur besseren Wahrnehmung von körperlichen und emotionalen Reaktionen und damit von Bedürfnissen und Verhaltensmustern anhand verschiedener Übungen veranschaulicht.

Die vierte und letzte Sitzung beschäftigt sich im ersten Themenblock mit Zeit- und Energiemanagement. Dabei geht es darum zu erkennen, dass bei der Planung von Aktivitäten und Pflichten im Alltag zwar üblicherweise die verfügbare Zeit eingeteilt wird, hierbei jedoch die ebenfalls begrenzt vorhandene persönliche Energie meist nicht ausreichend berücksichtigt wird (Loehr & Schwartz 2006). Die in den ersten Sitzungen erarbeiteten individuellen Ressourcen und ausgleichenden Aktivitäten können hier kritisch überprüft werden: Wie häufig nehmen sich die Teilnehmerinnen für diese Tätigkeiten Zeit? Über eine Wunsch-Torte kann eine sinnvollere Zeiteinteilung erarbeitet werden, um bestimmte Aktivitäten gegebenenfalls verstärkt im Alltag einzuplanen. Abschließend wird die Gruppentherapie im Gesamten reflektiert und es werden gegebenenfalls Fragen zu

Weiterbehandlungsmöglichkeiten geklärt. Das Einholen von Feedback zur Umsetzung und Anleitung der Gruppe ist der letzte Punkt, bevor die Teilnehmenden verabschiedet werden.

1.3 Zielgruppen des Manuals

Dieses Manual stellt insbesondere ambulant arbeitenden Psychotherapeutinnen ein Konzept bereit, mit dem die neu eingeführte Gruppenpsychotherapeutische Grundversorgung auf effiziente und sinnvolle Weise genutzt und angeboten werden kann. Basierend auf Erfahrungen aus dem Praxisalltag werden sowohl die Gruppeninhalte als auch Vorschläge und Ideen zu organisatorischen Aspekten dargestellt. Mit diesem Manual wollen wir Behandler vollumfänglich zur Vorbereitung, Umsetzung und Durchführung der Gruppenpsychotherapeutischen Grundversorgung befähigen. Daher wurde der Fokus einerseits auf die Vermittlung geeigneter verhaltenstherapeutischer Inhalte gelegt und andererseits auf die Bereitstellung von Informationen und Ideen zur praktischen Umsetzung des Konzepts. Ziel des Manuals ist es, den organisatorischen Aufwand und die Vorbereitungszeit für das Anbieten der Gruppe zu minimieren, Spielräume beim Ausgestalten der Gruppentherapie aufzuzeigen und Fallstricke beim Anleiten der Gruppe zu verhindern. So wollen wir Psychotherapeuten eine Hilfestellung bieten, um mit möglichst wenig Aufwand den bestmöglichen Nutzen aus den vier Sitzungen der Gruppenpsychotherapeutischen Grundversorgung ziehen zu können.

Denn auch wenn ambulante Gruppentherapien den Ruf haben, mehr Aufwand zu verursachen als Gewinn zu bringen, sind wir vom Format der Gruppenpsychotherapeutischen Grundversorgung überzeugt. Dieses niedrigschwellige Konzept für ambulante Gruppentherapie soll Behandlerinnen dabei unterstützen, die häufig vorhandenen Hemmungen, Gruppentherapien anzubieten, abzubauen. Trotz der Herausforderung, neue Strukturen und gegebenenfalls neue Inhalte für die Umsetzung dieser Gruppe zu erarbeiten, glauben wir, dass die Zeit und Energie für die Organisation und Umsetzung dieser Gruppentherapie gut investiert und in vielerlei Hinsicht gewinnbringend sein kann. Grundsätzlich kann das Anleiten der Gruppe dazu beitragen, die eigene psychotherapeutische Arbeit zu diversifizieren und (evtl. wieder) mehr Spaß an der Arbeit zu finden. Die Interaktion zwischen Patienten bringt immer wieder neue Ideen und Perspektiven hervor. Auch die persönliche Auseinandersetzung mit einer diversen Gruppe kann Behandlern aus gewohnten Therapieroutinen herausholen und gleichzeitig neue Anregungen für Einzeltherapien hervorbringen.

Hinzu kommt der nicht zu vernachlässigende finanzielle Anreiz, ambulante Gruppentherapien anzubieten. Eine Sitzung von hundert Minuten, in der drei Patientinnen anwesend sind, wird aktuell (Stand Februar 2023) mit 107,45 € pro Teilnehmer vergütet. Das ergibt in Summe 322,35 € für hundert Minuten Arbeitszeit im Gruppensetting mit der minimalen Teilnehmerzahl, plus Dokumentations- und Vorbereitungszeit (weitere Informationen zur Abrechnung in Kapitel 1.6 Organisatorischer Rahmen). Letzteres soll anhand dieses Manuals minimiert werden und wird nach und nach ohnehin weniger zeitaufwändig werden. Bei einer größeren Gruppe sinkt zwar die Vergütung pro Patient, aber in Summe steigt das Honorar, je größer die Gruppe ist. Insgesamt sehen wir im Angebot der Gruppenpsychotherapeutischen Grundversorgung für ambulant arbeitende Psychotherapeuten eine interessante Erweiterung des eigenen Arbeitsfeldes.

Voraussetzung für die Anleitung und Abrechnung der Gruppenpsychotherapeutischen Grundversorgung im ambulanten Setting ist eine Abrechnungsgenehmigung in einem der aktuell von den Krankenkassen anerkannten psychotherapeutischen Verfahren sowie die Zulassung für die Abrechnung von Gruppentherapien. Die Abrechnung der Gruppenpsychotherapeutischen Grundversorgung ist verfahrensübergreifend möglich. Das heißt, diese Leistung ist nicht an ein spezifisches psychotherapeutisches Verfahren geknüpft. So ist das Manual sowohl für psychologische als auch ärztliche Psychotherapeutinnen geeignet und es kann auch von Kollegen aus den Richtlinienverfahren der Tiefenpsychologie, Analytischen oder Systemischen Psychotherapie mit einem Interesse an Verhaltenstherapie angewendet werden.

Auch im stationären Setting kann das hier vorgestellte Konzept für eine psychotherapeutische Einstiegsgruppe zu Beginn einer psychosomatischen stationären Behandlung oder als niedrigschwelliges Angebot für gruppenfähige und therapiemotivierte Patientinnen auf einer akutpsychiatrischen Station genutzt werden. In diesem Rahmen wäre die Aufteilung der Sitzungsinhalte auf jeweils fünfzig Minuten im Rahmen einer höheren Sitzungsfrequenz gut denkbar.

Zielgruppen dieses Manuals sind:

- Psychologische und ärztliche Psychotherapeuten im ambulanten Setting mit Fachkunde in Verhaltenstherapie und Gruppenzusatzausbildung
- Psychologische und ärztliche Psychotherapeutinnen im ambulanten Setting mit Fachkunde in Tiefenpsychologie, Psychoanalyse oder systemischer Therapie und Gruppenzusatzausbildung, mit einem Interesse an verhaltenstherapeutischer bzw. integrativer Arbeit
- Stationäre Behandlerinnen, die ein niedrigschwelliges Gruppenangebot, z. B. auf einer Akutstation, anbieten möchten.

Wir wollen mit dem hier vorgestellten Manual alle ärztlichen und psychologischen Psychotherapeutinnen mit einer Abrechnungsgenehmigung für Gruppentherapien (oder solchen, die diese Qualifikation anstreben) ermutigen, das Format der Gruppenpsychotherapeutischen Grundversorgung auszuprobieren. Die Inhalte des Manuals stellen fachlich keine große Herausforderung dar und die organisatorische Ebene der Gruppenpsychotherapeutischen Grundversorgung ist, insbesondere mit der Grundlage dieses Manuals, gut zu bewältigen. Die therapeutischen Kompetenzen in der Gruppenleitung haben Sie mit der Gruppenzusatzqualifikation bereits erworben und können Sie im überschaubaren Rahmen dieser Gruppentherapie gut üben und erweitern.

1.4 Inhaltliche Ziele des Manuals

Die Gruppenpsychotherapeutische Grundversorgung hat das Ziel, Patienten strukturiert grundlegende Inhalte der ambulanten Psychotherapie zu vermitteln, Hemmschwellen gegenüber Psychotherapie insbesondere im Gruppensetting abzubauen und die Therapiemotivation zu fördern. Inhaltlich soll die Gruppenpsychotherapeutische Grundversorgung zum einen das Verständnis von ambulanter psychotherapeutischer Arbeit, insbesondere im Gruppensetting, fördern und zum anderen Informationen zu Entstehung und Behandlung von psychischen Störungen vermitteln. Letzteres umfasst die Vermittlung von Wissen zu Entstehungsbedingungen und Einflussfaktoren von psychischen Störungen, die Erarbeitung eines ersten individuellen Krankheitsverständnisses und Ansätze zum individuellen Umgang mit entsprechenden Symptomen, Funktionsbeeinträchtigungen und psychischen Belastungen (Kassenärztlicher Bundesverband 2023). Unser Manual bietet daher für die Teilnehmenden eine Vorbereitung auf ambulante Gruppenpsychotherapie oder auch eine ambulante Kombinationsbehandlung. Auch Personen, für die eine teilstationäre Behandlung in Frage kommen würde, die aber aufgrund der dort stattfindenden Gruppentherapien abgeschreckt sind, könnte die Gruppenpsychotherapeutische Grundversorgung das Gruppensetting auf niedrigschwellige Weise näher bringen. Insgesamt ist dieses Manual für die verhaltenstherapeutische Umsetzung der Gruppenpsychotherapeutischen Grundversorgung so zugänglich und einfach konzipiert, dass es inhaltlich für die allermeisten Patientinnen, die in den ambulanten Psychotherapiepraxen nach Behandlungsmöglichkeiten suchen, interessant ist.

Die Gruppenpsychotherapeutische Grundversorgung sollte laut EBM fakultativ folgende Leistungen beinhalten (Kassenärztlicher Bundesverband 2023):

- Strukturierte Vermittlung und weitere Vertiefung von grundlegenden Inhalten der ambulanten Psychotherapie,
- Informationsvermittlung zu psychischen Störungen und Erarbeitung eines individuellen Krankheitsverständnisses sowie des individuellen Umgangs mit der Symptomatik,
- Vorbereitung einer ambulanten Psychotherapie nach § 15 der Richtlinie des Gemeinsamen Bundesausschusses über die Durchführung der Psychotherapie im Gruppensetting.

Da in der Gruppenpsychotherapeutischen Grundversorgung typischerweise Patientinnen mit sehr diversen psychischen Störungsbildern sitzen, versuchen wir in diesem Manual verhaltenstherapeutische Inhalte zu vermitteln, die bei eigentlich allen Störungsbildern zumindest zum Teil eine Rolle spielen und bei der Behandlung relevant sind. Methodisch wird der Fokus insbesondere auf Psychoedukation gelegt. Gleichzeitig werden verschiedene Interventionen wie beispielsweise Selbstbeobachtungen oder Veränderungen von Kognitionen und Verhaltensweisen ausprobiert. Das Angebot unterschiedlicher Interventionen kann die Veränderungsmotivation von Teilnehmenden stärken, indem sie sich durch vermehrtes Wissen und vielfältige Übungen als selbstwirksamer erleben und neue Perspektiven aufgezeigt bekommen. Ziel des Manuals ist daher keine umfassende Erarbeitung einzelner Wissensfelder oder Interventionen, sondern vielmehr ein Aufzeigen diverser Ansätze und Themenfelder, die in einer anschließenden Einzel- und/oder Gruppentherapie vertieft werden können. Bildlich gesprochen versuchen wir einen Überblick über die Welt der verhaltenstherapeutischen Psychotherapie zu geben und Patienten dadurch zu motivieren, ihre individuellen Therapieziele zu schärfen und weiterzuverfolgen. Die Gruppenpsychotherapeutische Grundversorgung kann somit, unabhängig vom spezifischen Störungsbild, ein erster wichtiger Schritt in der Behandlung psychischer Störungen sein.

1.5 Indikation und Kontraindikation für die Gruppentherapie

Indikationen für die Gruppenpsychotherapeutische Grundversorgung ist allgemeiner Psychotherapiebedarf. Dieser muss in einer Sprechstunde festgestellt werden. Patientinnen mit einem Störungsbild, für das eine Indikation für Verhaltenstherapie besteht, können von den Inhalten der hier vorgestellten Gruppe profitieren. Die Themen der Gruppentherapie umfassen störungsübergreifende Themen der Verhaltenstherapie, die unabhängig von der individuellen Symptomatik im Laufe jeder Psychotherapie behandelt werden sollten. Ein erstes Störungsverständnis mit auslösenden Faktoren der Symptomatik und Emotionsregulation ist beispielsweise notwendig zum Verständnis jeder psychischen Erkrankung. Auch die Aneignung eines grundlegenden Wissens zu Emotionen und Bedürfnissen ist unabhängig von der spezifischen Diagnose hilfreich. Eine Diversität in Störungsbildern, aber auch bezüglich Alter und Geschlecht ist nicht hinderlich. Im Gegenteil, gerade Teilnehmende mit diversen Einschränkungen, Stärken und Lebenssituationen können sich gegenseitig gut ergänzen und damit stützen.

Was psychotherapeutische Vorerfahrungen betrifft, ist die Gruppe besonders für Patienten ohne verhaltenstherapeutische Vorbehandlung geeignet. Das bedeutet, dass gerade auch Personen mit analytischer, tiefenpsychologischer, systemischer oder anderer psychotherapeutischer Vorbehandlung von der Vermittlung verhaltenstherapeutischer Grundlagen vor dem Start einer Einzel- oder Kombinationsbehandlung profitieren können. Aber auch für Menschen, die zuvor akutpsychiatrisch oder stationär psychotherapeutisch behandelt wurden, stellt die Gruppe ein nützliches Angebot dar. Zwar sind diesen Patientinnen vermutlich einige Inhalte schon bekannt, jedoch bietet die Wiederholung, Vertiefung und insbesondere die Integration der Inhalte in den persönlichen, aktuellen Alltag trotzdem meist eine hilfreiche Erweiterung der eigenen Bewältigungsstrategien.

Lediglich Patienten, die bereits eine ambulante Verhaltenstherapie im Einzelsetting durchlaufen haben, könnten die Inhalte aus der hier vorgestellten Gruppentherapie bereits kennen. Trotzdem kann die

Gruppenpsychotherapeutische Grundversorgung auch für sie einen individuellen Nutzen haben, wenn erneuter Therapiebedarf vorliegt. In diesem Fall könnte ihnen diese niedrigschwellige kurzzeitige Gruppentherapie einen stützenden Rahmen bieten, innerhalb dessen sie zusätzlich zu der Wiederholung grundlegender Inhalte insbesondere von den Wirkfaktoren der Gruppe profitieren. Im Praxisalltag berichten Patientinnen immer wieder davon, dass gerade die mehrfache Wiederholung von Inhalten erst richtig zum Verständnis beziehungsweise zur Umsetzung dieser Inhalte beigetragen habe. Und auch das Teilen von Problemen und Bewältigungserfahrungen mit anderen Betroffenen sei häufig eine wichtige Erfahrung gewesen. So kann diese Gruppentherapie auch für Patienten, die schon Kenntnisse in Verhaltenstherapie haben, von Nutzen sein.

Wichtig: Eine aktuell stattfindende ambulante Gruppentherapie, egal welchen Verfahrens, ist für die Abrechnung der Gruppenpsychotherapeutischen Grundversorgung ein Ausschlusskriterium. Eine Einzeltherapie darf parallel stattfinden, wenn eine Kombinationstherapie im Anschluss anvisiert ist.

Voraussetzung für die Teilnahme an der Gruppentherapie ist die allgemeine Gruppenfähigkeit. Das bedeutet, dass alle Teilnehmenden in der Lage sein müssen, die Inhalte grundsätzlich selbstständig aufzunehmen und für sich umzusetzen sowie sich in den strukturellen Rahmen einer Gruppe einzufügen (Marwitz 2016). Kontraindikationen sind daher schwere psychische Instabilität oder eine sehr starke psychische Belastung (d. h. insbesondere akute Suizidalität, akute Psychosen, Suchtverhalten, akute Selbstverletzungen) und (schwere) Persönlichkeitsstörungen. Diese Patientenmerkmale und Symptome sind in vielen Fällen aber auch eine Indikation für eine stationäre Behandlung.

Bei der Überprüfung dieser Kriterien sollte stets der ambulante Rahmen berücksichtigt werden, in dem die Gruppenleitung alle Teilnehmenden an nur wenigen Terminen und in der Gruppe sieht. Die Teilnehmenden müssen daher psychisch stabil genug sein, um ihren Alltag ohne psychotherapeutische Unterstützung zu bewältigen beziehungsweise sich bei akuten Problemen selbstständig anderweitig Hilfe zu suchen. Auch ausreichende Deutschkenntnisse sind erforderlich, um für alle Patientinnen innerhalb der begrenzten Behandlungszeit eine angemessene Arbeitsatmosphäre zu schaffen. Hierbei kann aber abgewogen werden, inwieweit ein Patient auch trotz begrenzter Sprachkenntnisse profitieren kann, und inwieweit eventuell die Gruppeninhalte vereinfacht oder gekürzt werden können, wenn es der gesamten Gruppe zugutekommt (siehe Kapitel 1.7). Anhand einer übersetzten Version des Manuals könnte die Gruppentherapie aber selbstverständlich auch in anderen Sprachen angeboten werden.

Hinweis: Unsere Praxiserfahrung zeigt, dass jede Gruppe ein bis drei herausfordernde Teilnehmerinnen toleriert. Solange es genügend Ausgleich durch aktiv teilnehmende und emotional stabile Patientinnen gibt, können dadurch beispielsweise Menschen mit schwierigen Persönlichkeitsmerkmalen oder schwererer Symptomatik, aber auch Personen mit eingeschränkten Deutschkenntnissen in die Gruppe integriert werden.

Die Indikation und auch die Motivation von Patientinnen für die Gruppenteilnahme sollte in einer psychotherapeutischen Sprechstunde dezidiert überprüft werden. Dafür ist es hilfreich, die Inhalte der Gruppe grob darzustellen und mit den Erwartungen der Patienten abzugleichen. Tipps zur Sprechstunde finden sich auch in Kapitel 1.6 (Organisatorischer Rahmen). Je genauer in der Sprechstunde über die therapeutischen und inhaltlichen Ziele der Gruppe gesprochen wurde, desto besser können Patientinnen für sich einschätzen, ob sie sich auf das Gruppenangebot einlassen wollen, und entscheiden, was ihre persönlichen Ziele in der Gruppentherapie sein sollen. Denn letztlich ist es ein besonderer Vorteil dieser Gruppentherapie, dass Teilnehmende mit sehr unterschiedlichen Bedürfnissen und Zielen von demselben Angebot profitieren können. Trotzdem entscheiden natürlich in letzter Instanz Sie als Gruppenleitung, welche und wie viele Patienten Sie in die Gruppe aufnehmen wollen.

1.6 Organisatorischer Rahmen

1.6.1 Zeitliche Planung

Für dieses Gruppenmanual wird das häufig genutzte Format von hundertminütigen Sitzungen angewandt. Mit einer Pause zwischen den beiden inhaltlichen Blöcken und dem im Manual eingebauten Wechsel zwischen anspruchsvolleren und auflockernden, aktivierenden Übungen können sich die meisten Patienten ausreichend lange konzentrieren, um von den Sitzungen zu profitieren. Möglich ist aber auch eine Aufteilung auf acht Sitzungen von je fünfzig Minuten. Dies könnte möglicherweise eine Eingliederung in bestehende Praxisabläufe erleichtern, da so nur eine reguläre Einzelsitzung ersetzt werden muss. Zudem kommt dieses Angebot Personen entgegen, die aufgrund von schwereren Erkrankungen oder Einschränkungen eine kürzere Konzentrationsspanne haben. Allerdings ist es bei acht Terminen wahrscheinlicher, dass Einzelne einen der Termine nicht wahrnehmen können; außerdem ist es von vornherein schwieriger, Patientinnen zu gewinnen, die sich auf acht Termine einlassen wollen und können. In unserer Praxis haben wir gute Erfahrungen damit gemacht, vier Sitzungen in vier aufeinanderfolgenden Wochen anzubieten, eventuell sogar innerhalb eines Kalendermonats. Das erleichtert die Kommunikation, inklusive Werbung, und zeitliche Planung mit Patienten, insbesondere wenn man beabsichtigt, die Gruppe wiederkehrend anzubieten (z. B. »die September-Gruppe«).

> **Wichtig:** Beachten Sie bei der zeitlichen Planung, dass für eine hundertminütige Sitzung mindestens 110 Minuten eingeplant werden müssen: hundert Minuten Gruppentherapie plus zehn Minuten Pause. Empfehlenswert ist jedoch das Freihalten eines Zeitraums von zwei Stunden, beim ersten Durchlauf eventuell sogar mehr, um genügend Zeit für Vor- und Nachbereitung zu haben (siehe 1.8).

Es sind viele Variationen in der zeitlichen Planung der Sitzungen denkbar (z. B. ein kompakteres Angebot oder größere Abstände zwischen den Sitzungen, wechselnde Wochentage etc.). Für Gruppenleitende und Patientinnen ist jedoch ein fester Wochentag mit fester Uhrzeit, genau wie bei Einzeltherapie, leichter einzuplanen. Bei der zeitlichen Planung der Termine sollte einerseits bedacht werden, dass zwischen den Sitzungen ausreichend Zeit für die Teilnehmenden bleibt, sodass Hausaufgabenvorschläge angewandt und der Inhalt verarbeitet und eventuell bereits im Alltag ausprobiert oder integriert werden kann. Andererseits sollte ein zeitlicher Zusammenhang zwischen den Sitzungen bestehen, damit die Teilnehmenden ausreichend begleitet und aktuelle Erfahrungen zeitnah in die Gruppensitzungen eingebracht werden können. Auch zur Stärkung der Gruppenkohäsion ist eine zeitliche Nähe der Sitzungen hilfreich.

1.6.2 Abrechnung mit der Kassenärztlichen Vereinigung

Im November 2020 hat der Gemeinsame Bundesausschuss (G-BA) die Gruppenpsychotherapeutische Grundversorgung in die Psychotherapie-Richtlinie aufgenommen. Die Psychotherapie-Vereinbarung und der Einheitliche Bewertungsmaßstab (EBM) wurden entsprechend angepasst, sodass seit Oktober 2021 diese neue psychotherapeutische Leistung angeboten und abgerechnet werden kann. Voraussetzung für die Abrechnung ist die Abrechnungsgenehmigung der Kassenärztlichen Vereinigung (KV) für Gruppentherapie in einem der Richtlinienverfahren. Die fachliche Befähigung der Gruppenleitung gilt mit dem Vorliegen dieser Genehmigung als nachgewiesen. Sind Psychotherapeuten nur für die Behandlung von Kindern und Jugendlichen oder nur für die Behandlung von Erwachsenen zugelassen, so gilt diese Einschränkung auch hier (Kassenärztliche Bundesvereinigung 2021).

Die Gruppenpsychotherapeutische Grundversorgung ist anzeige- und antrags- und genehmigungsfrei. Konkret bedeutet das, dass alle Psychotherapeutinnen mit einer Kassenzulassung und der Abrechnungsgenehmigung für Gruppentherapie in einem der Richtlinienverfahren die Gruppenpsychotherapeutische Grundversorgung abrechnen dürfen, ohne dass Antragsformulare ausgefüllt werden müssen oder eine somatische Abklärung oder ein Konsiliarbericht notwendig sind. Vor Beginn der Gruppenpsychotherapeutischen

Grundversorgung muss pro Krankheitsfall eine Sprechstunde (EBM 35151) durchgeführt worden sein, um die Indikation für Psychotherapie zu prüfen. Ist dies gegeben, darf anschließend die Gruppenpsychotherapeutische Grundversorgung durchgeführt und abgerechnet werden. Sobald also ein Patient zusagt, an der Gruppenpsychotherapeutischen Grundversorgung teilnehmen zu wollen und der Versichertenstatus durch das Einlesen der Versichertenkarte (oder alternativ die Vorlage einer Ersatzbescheinigung der Versicherung) überprüft und eine Sprechstunde durchgeführt wurde, ist die Abrechnung dieser psychotherapeutischen Leistung möglich (Kassenärztliche Bundesvereinigung 2021).

Hinweis: Gerade für kleine Praxen ist es wichtig zu wissen, dass die Gruppenpsychotherapeutische Grundversorgung, Gruppentherapien und auch probatorische Sitzungen im Gruppensetting seit 2021 auch außerhalb der eigenen Praxisräume in anderen geeigneten Räumlichkeiten stattfinden dürfen. So schließt eine räumliche Begrenzung in der eigenen Praxis nicht automatisch die Durchführung von Gruppentherapien aus.

Für die Abrechnung der Gruppenpsychotherapeutischen Grundversorgung gelten die Ziffern EBM 35173 bis 35179 (jeweils für drei bis neun Teilnehmende). Die Mindestteilnehmerzahl ist dementsprechend drei, die maximale neun. Anders als in regulären Gruppentherapien darf die Gruppenpsychotherapeutischen Grundversorgung nicht von zwei Therapeutinnen gemeinsam geleitet werden, wodurch sich die Teilnehmerzahl auf insgesamt vierzehn erhöhen würde. Details zur Regelung für Gruppentherapien sind in der Psychotherapie-Richtlinie in § 21 festgelegt (Gemeinsamer Bundesausschuss 2020). Die Abrechnung der Gruppenpsychotherapeutischen Grundversorgung erfolgt extrabudgetär, das heißt ohne Mengenbegrenzung zum festen Preis. Die Leistungen werden pro Patient und Sitzung abgerechnet, unter Berücksichtigung der Zahl der anwesenden Teilnehmerinnen. Das heißt beispielsweise, dass bei einer Gruppentherapie mit sieben Teilnehmenden für jede Patientin pro Sitzung mit einer Dauer von 100 Minuten die Ziffer 35177 abgerechnet wird. Fehlt in einer Sitzung ein Patient, wird bei den sechs Anwesenden für diesen Termin jeweils die Ziffer 35176 abgerechnet. Eine 50-minütige Sitzung ist auch berechnungsfähig. In diesem Fall müssen Punktzahl und Prüfzeit der entsprechenden Gebührenordnungspositionen jeweils halbiert werden. Falls Bezugspersonen bei Personen mit einer Intelligenzminderung oder bis zum vollendeten 21. Lebensjahr einbezogen werden, dürfen die Gebührenordnungspositionen 35173 bis 35179 bis zu fünfmal im Krankheitsfall berechnet werden. Im Rahmen der Systemischen Therapie können diese Gebührenordnungspositionen auch bei Durchführung der Leistung im Mehrpersonensetting berechnet werden (Kassenärztliche Bundesvereinigung 2023).

Bewertung der Ziffern für die Gruppenpsychotherapeutische Grundversorgung (Stand 2023/2; Kassenärztliche Bundesvereinigung 2023):

35173–35179 Komplex für die Gruppenpsychotherapeutische Grundversorgung (Gruppenbehandlung)

EBM	*Gruppengröße*	*Bewertung*
35173	3 Patientinnen	935 Punkte / 107,45 Euro
35174	4 Patienten	788 Punkte / 90,55 Euro
35175	5 Patientinnen	700 Punkte / 80,44 Euro
35176	6 Patienten	641 Punkte / 73,66 Euro
35177	7 Patientinnen	598 Punkte / 68,72 Euro
35178	8 Patienten	568 Punkte / 65,27 Euro
35179	9 Patientinnen	543 Punkte / 62,40 Euro

Anmerkungen der KBV:

- Entgegen den Allgemeinen Bestimmungen *2.1 (EBM)* sind die Gebührenordnungspositionen *35173 bis 35179* auch bei einer Sitzung von weniger als 100 Minuten, aber mindestens 50 Minuten Dauer berechnungsfähig. In diesem Fall ist durch die Kassenärztliche Vereinigung von der Punktzahl der jeweiligen Gebührenordnungsposition ein Abschlag in Höhe von 50 % vorzunehmen und die Prüfzeit um 50 % zu reduzieren.
- Die Gebührenordnungspositionen *35173 bis 35179* sind gemäß § 11a Abs. 3 der Psychotherapie-Richtlinie höchstens 4-mal im Krankheits-

fall berechnungsfähig. Für den Fall der Einbeziehung von relevanten Bezugspersonen sind bei Versicherten bis zum vollendeten 21. Lebensjahr und bei Versicherten mit Vorliegen einer Intelligenzstörung (ICD-10-GM: F70–F79) die Gebührenordnungspositionen 35173 *bis* 35179 höchstens 5-mal im Krankheitsfall berechnungsfähig.

- Die Gebührenordnungspositionen 35173 *bis* 35179 sind in der Systemischen Therapie auch bei Durchführung der Leistungen im Mehrpersonensetting berechnungsfähig.

Nach den vier gruppenpsychotherapeutischen Sitzungen kann eine Richtlinientherapie im Einzel oder in der Gruppe (oder in Kombination) durchgeführt werden. Auf die entsprechenden Therapiekontingente gemäß § 29 und § 30 der Psychotherapie-Richtlinie (Gemeinsamer Bundesausschuss 2020) wird die Gruppenpsychotherapeutischen Grundversorgung nicht angerechnet, da diese selbst keine Richtlinientherapie ist. Für die Weiterbehandlung im Einzel- oder Gruppensetting gilt, dass zwei probatorische Sitzungen durchgeführt werden müssen, wobei seit 2021 auch die Probatorik in der Gruppe durchgeführt werden kann. Die Sitzungen der Gruppenpsychotherapeutischen Grundversorgung ersetzen laut Psychotherapie-Richtlinie aber keine Probatoriksitzungen, da beide Leistungen unterschiedliche Ziele verfolgen.

Wichtigste Informationen zur Abrechnung der Gruppenpsychotherapeutischen Grundversorgung:

- Patient darf aktuell keine Gruppentherapie besuchen; eine Einzeltherapie nur dann, wenn eine Kombinationstherapie anvisiert ist
- Vor der ersten Gruppensitzung müssen alle Teilnehmenden in Ihrer Praxis zu mindestens einer Sprechstunde (á 25 Minuten) gekommen sein
- Die Gruppenpsychotherapeutische Grundversorgung ist anzeige-, antrags- und genehmigungsfrei
- Ein Konsiliarbericht ist nicht notwendig
- Die Gruppenpsychotherapeutische Grundversorgung wird je nach Anzahl der anwesenden Teilnehmenden pro Patientin und Sitzung abgerechnet

- Die Gruppentherapie darf auch in geeigneten Räumen außerhalb der eigenen Praxis stattfinden (ob eine Anmeldung hiervon bei der zuständigen KV notwendig ist, sollte vorab geprüft werden)

1.6.3 Patientenakquise

Überall, wo Sie Ihr psychotherapeutisches Angebot bekannt machen, können Sie auch über Ihr Gruppenangebot informieren. Bei Anfragen bezüglich einer Einzeltherapie scheuen Sie sich nicht, über die Gruppenpsychotherapeutische Grundversorgung zu informieren. Auch in Erstgesprächen können Sie Ihr Gruppenangebot als eine Alternative zum Warten auf einen Einzeltherapieplatz anbieten. Wie oben bereits beschrieben, müssen Patientinnen eine psychotherapeutische Sprechstunde wahrnehmen, bevor die Gruppenpsychotherapeutische Grundversorgung abgerechnet werden darf. Die Sprechstunde dient auch der Indikationsklärung (siehe Kapitel 1.5) und der Aufklärung über die Rahmenbedingungen der Gruppentherapie. Im Erstgespräch kann den Patienten ein Info-Flyer mit den wichtigsten Informationen zur Gruppe mitgegeben werden (Beispieltext in der nachfolgenden Textbox oder Handout 5.0), ebenso eine individuelle Behandlungsvereinbarung, die Sie auch für Einzeltherapien nutzen. In der Behandlungsvereinbarung sollte über Psychotherapie allgemein und über den Datenschutz aufgeklärt werden. Dort kann auch eine Vereinbarung zum Ausfallhonorar getroffen werden, oder Sie nutzen hierfür das Handout 5.0. Zusätzlich können Screening-Fragebögen mitgegeben werden, die Sie für die Eingangsdiagnostik oder Evaluationen als sinnvoll erachten (z.B. störungsübergreifende Symptomchecklisten).

Beispieltext für einen Info-Flyer:

Verhaltenstherapeutische Grundlagen

Liebe Patientin, lieber Patient!
Wir freuen uns, Ihnen eine vierwöchige psychotherapeutische Gruppe zu den Grundlagen der Verhaltenstherapie anbieten zu können. Diese Gruppe ist besonders hilfreich für Menschen ohne (verhaltens-)therapeutische Vorbehandlung, zur Überbrückung von Wartezeit oder als Vorbereitung auf eine Einzel- oder weiterführende Gruppentherapie. Die Kosten werden von den Krankenkassen übernommen und die Stunden dieser sogenannten »Gruppenpsychotherapeutischen Grundversorgung« werden nicht vom Stundenkontingent anschließender Einzel- oder Gruppentherapien abgezogen, sondern sind ein zusätzliches Angebot.

WANN? Montags
16:30 – 18:20 Uhr
20.02., 27.01., 06.03. und 13.03.2023

WO? [Adresse einfügen]

INHALTE werden sein:
... welche Faktoren zur Entstehung einer psychischen Erkrankung beitragen und damit Ansatzpunkte für Veränderungen sein können.
... wie Verhalten, Gedanken, Gefühle und körperliche Reaktionen zusammenhängen und was Sie mit diesem Wissen tun können.
... was Achtsamkeit bedeutet und wie man sie für sich nutzen kann.
... wie kleine Verhaltens- und Körperübungen Ihre Stimmung positiv beeinflussen können.
... wie Sie Ihre Zeit und Ihre Energie besser einteilen und für sich nutzen können.
... wie Sie sich realistische und hilfreiche Ziele setzen können.

Bei Interesse, Fragen oder zur Vereinbarung eines Vorgesprächs kontaktieren Sie uns gern.

Ihre Praxis für Psychotherapie

Es sollte klar kommuniziert werden, ab wann Patientinnen als angemeldet gelten. Wir haben gute Erfahrungen damit gemacht, die Unterschrift auf dem Behandlungsvertrag als verbindliche Anmeldung zu verstehen und dies zu kommunizieren. Die Unterschrift kann direkt im Erstgespräch geleistet werden, oder aber nach Bedenkzeit auch später nachgereicht werden. Es ist jedenfalls sinnvoll, vor der ersten Sitzung eine in irgendeiner Form verbindliche Zusage der Patienten einzuholen, um kurzfristige Absagen oder Nichterscheinen zu verhindern. Die gegenseitige Verbindlichkeit kann auch noch einmal gestärkt werden, indem zwischen dem Erstgespräch und der ersten Sitzung eine E-Mail zur Erinnerung an den Start der Gruppe verschickt wird (siehe 1.8). Ausführliche Aufklärung über die geplante Gruppe und die Rahmenbedingungen, die verbindliche Anmeldung, klare Kommunikation und Transparenz im Prozess, erhöhen die Wahrscheinlichkeit, dass interessierte Patientinnen sich auch zur Gruppe anmelden und zu den Sitzungen erscheinen.

1.7 Spielräume und Stolpersteine bei der Gruppenleitung

Mit diesem Kapitel sollten Sie auf die häufigsten Herausforderungen, die bei der Leitung der hier vorgestellten Gruppentherapie auftreten können, vorbereitet sein. Falls Sie sich ausführlichere Informationen zur Durchführung von Gruppentherapien im Allgemeinen wünschen, verweisen wir dafür auf andere Literatur, wie beispielsweise das Lehrbuch zu Gruppenpsychotherapie als Anleitung für Psychotherapeuten aller Schulen (Yalom 2015). Für ausführliche Informationen, Anleitungen mit Fallbeispielen und wissenschaftliche Hintergründe zu Gruppentherapie mit verhaltenstherapeutischer Haltung sei das Buch »Verhaltenstherapeutische Gruppentherapie« (Marwitz 2016) empfohlen. Darin werden Themen wie die Wirkfaktoren von Gruppenpsychotherapie allgemein sowie Unterschiede zwischen verschiedenen therapeutischen Verfahren vorgestellt. Zudem werden auch Wissen und konkrete Strategien zum Schaffen günstiger Ausgangsbedingungen, inklusive dem Vorgespräch, zum Umgang mit schwierigen Gruppensituationen sowie einzelne Methoden für die Gruppenleitung (u.a. Techniken zur Moderation der Gespräche innerhalb der Gruppe, etwa bei der Eingangs- und Abschlussrunde oder bei zu starker oder zu geringer Emotionalität einzelner Personen) vermittelt. Weitere grundlegende Ideen sowie, unter anderem, Techniken der Gruppenleitung, wichtige Elemente von Gruppenprozessen, Hilfestellungen zur Vorbereitung und besondere Settings für verhaltenstherapeutische Gruppentherapie werden auch in dem Buch »Gruppenpsychotherapie – Von der Indikation bis zu Leitungstechniken« herausgegeben von Tschuschke (2010) vermittelt. Aber auch ohne die Lektüre dieser zusätzlichen Literatur sollten Sie nach der Absolvierung der Gruppenzusatzqualifikation ausreichend Erfahrung in der Leitung von Gruppen haben, um auch die Gruppenpsychotherapeutische Grundversorgung erfolgreich und mit Freude anbieten zu können.

Die Inhalte dieser Gruppentherapie sollten für Verhaltenstherapeuten bestens vertraut sein – als wiederkehrende Bausteine in ambulanten Einzeltherapien, oder auch aus stationären Gruppentherapien. Alle hier genutzten Modelle und Interventionen gehören zum Standard der modernen Kognitiven Verhaltenstherapie und sollten daher für erfahrene Verhaltenstherapeuten wenig inhaltliche Überraschungen bereithalten. Wenn die inhaltliche Umsetzung des Manuals keine besonders hohen inhaltlichen Ansprüche stellt, bleiben umso mehr Ressourcen für die didaktische Ausgestaltung der Gruppe. Diese birgt gleichzeitig Spielraum in der Anpassung des Konzepts an die Wünsche und Anliegen der Gruppe, aber auch die Gefahr, dabei den Rahmen und das Ziel des Manuals aus dem Blick zu verlieren.

1.7.1 Spielräume

Spielräume in der Gruppenleitung sind vielfältig. Zuerst hängt es natürlich von den beruflichen Vorerfahrungen und der Persönlichkeit von Ihnen als Gruppenleitung ab, wie Sie diese Position ausfüllen möchten. Das eigene Auftreten in der Rolle der Gruppenleitung ist ebenso divers wie die unterschiedlichen Persönlichkeiten, mit denen wir Psychotherapeutinnen und Psychotherapeuten unsere Rolle bei der Arbeit ausfüllen. Ob Sie eher ein Augenmerk auf kompetente Informationsvermittlung legen wollen oder Sie mehr Freude an der interaktiven Erarbeitung von Modellen, wie der Depressionsspirale anhand eines Patientinnenbeispiels, haben, liegt in Ihrem Ermessensspielraum. Auch Ihre Vorliebe für oder Abneigung gegenüber bestimmten Übungen (z. B. Imaginationsübungen, oder der Body Scan) beeinflusst Ihre Überzeugungskraft bei der Anleitung dieser Interventionen. Suchen Sie sich daher ruhig einen Weg durch das Manual, das zu Ihren therapeutischen Überzeugungen und Interessen passt. Es ist gut möglich, einzelne Aspekte von Modellen wegzulassen oder an anderen Stellen zu ergänzen. Zuerst ist es jedoch sinnvoll, dem Manual ein- oder zweimal relativ genau zu folgen, bevor Sie sich auf dieser Erfahrung aufbauend eine eigene, angepasste Version erarbeiten können.

Grundsätzlich empfehlen wir, keinen Themenblock und keine Methode komplett auszuklammern. Bei einer eher frontalen Informationsvermittlung bleibt meist mehr Zeit für Details, die sehr hilfreich sein können, um das Krankheitsverständnis bei Patientinnen zu fördern. Auf der anderen Seite kann das gemeinsame Herleiten eines Modells anhand eines Patientenbeispiels dazu führen, dass psychologisches Wissen alltagsnäher und weniger abstrakt vermittelt wird. Und praktische Übungen und das Anwenden von Theorie fördert nachweislich eine tiefere Verarbeitung (Diekelmann 2019). Allerdings liegt hier ein Spielraum in der Zeiteinteilung. Wenn die Zeit knapp werden sollte, kann die individuelle Arbeit an Arbeitsblättern etwas eingekürzt werden; wenn viel Zeit übrig ist, kann hier mehr Zeit gegeben und auch die Reflexion ausführlicher gestaltet werden. Wie in der Evaluation (siehe Kapitel 2) deutlich wird, hat das Manual, so wie es hier vorgestellt wird, gute Effekte gezeigt. Und auch das Feedback unserer Patientinnen bestärkte uns immer wieder, die Diversität in der Themen- und Interventionswahl beizubehalten.

Nicht jeder Teilnehmende muss dabei alle Inhalte im Detail verstehen oder alle Übungen anwenden können. Häufig werden Patienten sehr unterschiedliche Erkenntnisse und Erfahrungen aus derselben Gruppentherapie mitnehmen. In dem Wissen, dass diese Gruppe erst der Start oder nur ein Übergang zu weiterer, intensiverer Psychotherapie ist, lohnt es sich daher, zu dem breiten Spektrum an Themen im Rahmen dieses Manuals zu stehen. Wir machen mit der Gruppe Angebote in verschiedener Form und es obliegt den Teilnehmenden, sich das für sie Passende herauszusuchen und weiter zu vertiefen.

Nicht nur abhängig von Ihnen als Gruppenleitung, sondern auch in Bezug auf die Bedürfnisse der Teilnehmenden gibt es diverse Spielräume. So kann der Inhalt beispielsweise gekürzt oder vereinfacht werden, wenn die Zeit an anderer Stelle für ausführliche Erklärungen, Verständnisfragen, Patientenbeispiele oder andere Bedürfnisse genutzt wird. Wenn der Eindruck entsteht, dass Teilnehmende von der Informationsdichte überfordert sind, können insbesondere Erklärungen zu theoretischen Hintergründen gekürzt werden. Dies gilt auch für Patientinnen, deren Erstsprache nicht Deutsch ist oder die kognitive Einschränkungen haben. Bei einer eher kognitiv starken und wissbegierigen Gruppe könnten zugunsten einer ausführlicheren Wissensvermittlung auch Übungen reduziert werden. Es können auch thematische Schwerpunkte gesetzt werden, wenn ein Themenblock für die gesamte Gruppe von besonderem Interesse sein sollte. Wenn mehr Gruppensitzungen möglich sind (beispielsweise im stationären Rahmen oder wenn ein Übergang in eine ambulante Richtlinien-Gruppentherapie im Anschluss stattfindet), können die Inhalte der Gruppe auch auf Einzelbeispiele angewandt werden. Insgesamt haben wir aber die Erfahrung gemacht, der in der Regel sehr heterogenen Patientengruppe im Rahmen der Gruppenpsychotherapeutischen Grundversorgung mit dem hier angegebenen Manual am besten gerecht werden zu können, da unterschiedliche zentrale Themen der Verhaltenstherapie angeschnitten und diverse Gedankenanstöße und Übungsmöglichkeiten präsentiert werden.

Mit wachsender Sicherheit in der Anleitung wird Ihnen die flexible Anpassung der Therapieinhalte an die Bedürfnisse der jeweiligen Gruppe und Ihre eigene therapeutische Haltung immer leichter fallen. Wechseln Sie bei Bedarf Übungen aus (siehe Kapitel 7 für alternative Übungen, beispielsweise zur Aktivierung), um einer zu starren Routine in der Anleitung der Gruppe zuvorzukommen. Wenn Sie selbst eigene Geschichten kennen, die das eine oder andere Thema gut ergänzen würden, können Sie diese nutzen, um eventuelle zeitliche Freiräume zu füllen. Auch die Reihenfolge der einzelnen Elemente aus Psychoedukation und Übungen kann innerhalb eines Themenblocks variiert werden. Die Spielräume des Manuals zu nutzen ermöglicht Ihnen, mit jeder neuen Patientinnengruppe neue Erfahrungen zu sammeln. So können Sie sich trotz, oder gerade aufgrund, der zunehmenden Routine in der Gruppenleitung immer wieder an neuen Interaktionen und Erfahrungen mit den Teilnehmenden erfreuen.

1.7.2 Stolpersteine

Herausfordernd bei der Leitung dieser Gruppe ist der Umgang mit den Rahmenbedingungen, insbesondere der stark limitierten Therapiezeit und der meist sehr diversen Teilnehmergruppe. Gleichzeitig machen genau diese Faktoren das Besondere dieser Gruppentherapie aus. Daher stellen wir im Folgenden typische Problematiken einer Gruppentherapie im Rahmen der Gruppenpsychotherapeutischen Grundversorgung dar.

Der wohl größte Stolperstein dieser Form der Gruppentherapie ist die Diversität der therapeutischen Anliegen der Teilnehmenden. Als Gruppenleitung sollte man daher stets das Ziel dieses Gruppenangebots im Hinterkopf haben: Es geht um die Vermittlung von ersten verhaltenstherapeutischen Grundlagen und eine Vorbereitung auf weitergehende Psychotherapie im Einzelsetting oder in der Gruppe. Es ist unrealistisch und nicht das Ziel, die Störungen und Anliegen aller Patienten innerhalb der vier Sitzungen zu bearbeiten. Als Gruppenleitung dürfen Sie daher sich selbst, und auch den Teilnehmenden, Folgendes immer wieder in Erinnerung rufen: Eine Gruppentherapie über vier Sitzungen à hundert Minuten kann keine umfassende Diagnostik und Behandlung von bis zu neun Patientinnen mit meist sehr diverser Symptomatik erreichen – sie stellt vielmehr einen Einstieg in die (verhaltenstherapeutische) Psychotherapie und eine erste Entlastung dar. Weiterhin hilft ein Perspektivwechsel: Durch die unterschiedlichen psychischen Symptome und Belastungen der Teilnehmenden ist es sehr wahrscheinlich, dass sich Patienten gegenseitig Tipps geben und so am Modell der anderen lernen können. Die Diversität kann also neben der offensichtlichen Herausforderung auch von großem Nutzen sein.

Verständlicherweise kommen Patientinnen mit einer Menge Fragen zur eigenen Symptomatik sowie zu individuellen Auslösern und Behandlungsmöglichkeiten in die Gruppentherapie. Gerade zu Beginn der Gruppentherapie sollte daher, validierend aber klar, die Grenze zwischen Anliegen, die gut in das Konzept und den Rahmen der Gruppe passen, und anderen, die den Rahmen sprengen würden und daher eher in eine Einzeltherapie mitgenommen werden sollten, gezogen werden. Dies ist insbesondere dann wichtig, wenn das Erstgespräch nicht durch die Gruppenleitung selbst geführt wurde (wie beispielsweise in größeren Praxen oder im stationären Kontext) und daher der Rahmen der Gruppe eventuell nicht vorab geklärt wurde.

Hinweis: Validieren beziehungsweise eine validierende Haltung heißt, »dem anderen zu vermitteln, dass man seine subjektive Sicht der Dinge sieht und versteht. Das heißt nicht, dass dies die einzig wahre und richtige Sichtweise ist, aber sie wird zunächst als solche akzeptiert.« (Bohus 2013, S. 286)

Fragen zu individuellen Auslösern und Bedingungsmodellen, zur persönlichen Prognose oder Einbeziehung der jeweiligen Lebenssituation von Patienten – bei vielen Fragen wird die Antwort sein müssen, dass diese Frage sehr berechtigt und nachvollziehbar ist, aber dass im Rahmen dieses Gruppenangebots leider kein Raum dafür ist, sondern dass man sich dessen in einer Einzeltherapie annehmen müsste, um eine individuelle Bearbeitung zu ermöglichen. Hilfreich kann hierbei sein, das Anliegen der Patientin zu paraphrasieren (z. B. »Ich kann gut nachvollziehen, dass Sie gern die Auslöser Ihrer Symptomatik wissen wollen«), zu validieren und entweder auf einen passenden Themenblock innerhalb der Gruppentherapie, oder aber auf andere passende Behandlungsangebote (Einzeltherapie, stationäre Behandlungen, Beratungsangebote) zu verweisen. Auch bei Fragen zu Themengebieten, die in der Gruppentherapie nicht behandelt werden, sollte dies validierend und freundlich, aber klar benannt und wieder der begrenzte Rahmen markiert werden. Wenn es passend erscheint und die Frage für mehrere Gruppenteilnehmende relevant ist, können an dieser Stelle aber selbstverständlich die Spielräume der Gruppe genutzt werden, um eigene Ergänzungen oder zusätzliche Inhalte aus Kapitel 7 einzuflechten.

Der nächste Stolperstein schließt sich hier an: Die Struktur der Gruppentherapie könnte, bei allzu großem Wunsch nach Flexibilität und dem Eingehen auf individuelle Anliegen, verloren gehen. Dies kann sich durch Probleme beim Zeitmanagement (z.B. dem Überziehen der Sitzung oder dem Auslassen oder ständigen Verschieben der Pause) oder dem unabsichtlichen Auslassen von Themen oder Übungen äußern. Um dem zuvorzukommen, ist es hilfreich, sich die Zeitplanung der Gruppeninhalte nochmal bewusst zu machen. Zu allen Themen und Interventionen sind in diesem Manual ungefähre Zeitangaben zu finden. Selbstverständlich gehört es zu den Spielräumen, diese Zeiten etwas an die eigenen Bedürfnisse und die der Patienten anzupassen. Als zeitlicher Puffer sind für den Check-out in jeder Sitzung bereits fünfzehn Minuten eingeplant – bei zeitlichen Verschiebungen in den Themenblöcken kann der Check-out aber problemlos auch in zehn Minuten durchgeführt werden. Auch hier ist aber wichtig, nicht zu vergessen, dass alle Themen in diesem Manual als Einstieg und Denkanstoß vorgestellt werden und eine umfassende Behandlung im Rahmen der Gruppenpsychotherapeutischen Grundversorgung nicht möglich ist. Trotzdem soll das Manual auch nicht als starre, unveränderliche Struktur verstanden werden. Wenn Sie, insbesondere nach wiederholter Durchführung der Gruppentherapie, Änderungen in der Zeitplanung und der Gewichtung von Themen vornehmen wollen, ist das mehr als legitim. Die Vorschläge zur zeitlichen Strukturierung können insgesamt aber gut als Gerüst für die Struktur der einzelnen Sitzungen genutzt werden.

Weitere Herausforderung ist der meist unterschiedliche Erfahrungshintergrund der Teilnehmenden im psychotherapeutischen Bereich. Für manche Patientinnen ist dieses Angebot der allererste Kontakt mit Psychotherapie, andere haben vielleicht bereits diverse psychotherapeutische Behandlungen im ambulanten oder stationären Rahmen durchlaufen. Insofern kann das Vorwissen über Psychotherapie und auch die Erfahrung mit therapeutischer Arbeit in Gruppen sehr unterschiedlich sein. Auch anderweitige Gruppenerfahrung der Teilnehmenden (z. B. aus dem Arbeitskontext) und letztlich auch Unterschiede in den individuellen Sozialkompetenzen beeinflussen, inwieweit sie mit der Rolle als Mitglied einer Arbeitsgruppe vertraut sind und sich anpassen können. Sichtbare Schwierigkeiten betreffen diesbezüglich meist das Redeverhalten: Patienten reden zu viel oder zu wenig. Zu häufige oder zu lange Wortbeiträge stören ab einem gewissen Grad den inhaltlichen Fortgang, da Zeit für die Erläuterung von Themen fehlt. Redefreudige Patientinnen können auch, meist unabsichtlich, andere Teilnehmende verunsichern oder verärgern. Daher dürfen Patienten, die eine Tendenz haben, sich besonders häufig oder wortreich einzubringen, von Ihnen als Gruppenleitung freundlich gestoppt oder auf ihr Redeverhalten angesprochen werden. Eine Möglichkeit ist eine validierende Paraphrasierung (z. B. »Sie haben in diesem Bereich wirklich schon viel Wissen« oder »Ich verstehe, dass Sie sich dazu schon sehr viele Gedanken gemacht haben«) und ein Hinweis darauf, dass zum Wohle der gesamten Gruppe und in Anbetracht der begrenzten Zeit die Redebeiträge etwas knapper formuliert werden sollten oder erstmal andere Patientinnen zu Wort kommen sollten. Und zurückhaltendere Patienten können ermutigt werden, auch scheinbar banale Fragen zu stellen, da meist auch alle anderen Teilnehmenden von der Klärung oder Wiederholung grundlegender Inhalte profitieren.

Damit Patientinnen sich in der Gruppentherapie sicher fühlen, ist ein gewisses Maß an Gruppenkohäsion nötig. Dafür sind gegenseitiges Vertrauen, Respekt und Wertschätzung sowie ein gewisses Maß an Bereitschaft zur Selbstöffnung notwendig (Marwitz 2016, Burlingame et al. 2008). Fehlende Gruppenkohäsion kann sich beispielsweise in einem wenig respektvollem Umgang miteinander (z.B. einander ins Wort fallen, nonverbale abfällige Reaktionen) oder auch durch starke Zurückhaltung beim Einbringen eigener Beispiele oder Fragen zeigen. Um Gruppenkohäsion zu fördern, wird zu Beginn der Gruppe Zeit für das gegenseitige Kennenlernen eingeplant. Weitere Übungen, die Sie bei Bedarf ergänzen können, finden Sie in Kapitel 8. Zeitlich würde sich hierfür der Check-in in der zweiten oder dritten Sitzung gut eignen.

Ein herausfordernder Aspekt der Gruppe kann das Fragen nach der Erledigung von Hausaufgaben sein. Die Hausgabenvorschläge werden nicht zur reinen Beschäftigung der Patienten gemacht, sondern sie dienen mehreren Zwecken: Unter anderem sollen Selbstbeobachtung und damit Reflexionsvermögen, aber auch die Eigenverantwortung und damit die Selbstwirksamkeit der Patientinnen gestärkt werden. Hausaufgaben sind generell ein wichtiger Baustein der Verhaltenstherapie, da sie zum Veränderungsprozess zwischen den Sitzungen und zum Alltagstransfer beitragen. Wenn Patienten berichten, die Hausaufgaben nicht gemacht zu haben, sollten Sie daher zuallererst Ihre eigene Haltung bezüglich der Aufgaben überprüfen. Sie als Gruppenleitung vermitteln die Wichtigkeit dieser eigenverantwortlichen Arbeit. Wenn Sie in der Gruppe die Hausaufgaben klar formulieren, das Ziel der Übungen erklären und anschließend die Bearbeitung und Erfahrungen mit den Aufgaben abfragen, dann verstehen auch ihre Patientinnen den Zweck und die Wichtigkeit besser. Lesen Sie für grundsätzliche Vorschläge zur Vermittlung der Hausaufgaben auch in Kapitel 3.1 (Check-in) nach.

Wenn die Teilnehmenden eher still und zurückhaltend sind, können Sie als Gruppenleitung nochmal betonen, dass gerade das Einbringen von Fragen oder eigenen Erfahrungen für die Teilnehmenden einen Mehrwert bietet. Überprüfen Sie auch, ob Sie beim Vermitteln von Informationen genügend Pausen lassen, damit Patienten zu Wort kommen können. Eine einfache aktivierende Frage zum Anknüpfen kann sein, wer aus der Gruppe das aktuelle Thema oder das besprochene Problem kenne. So können Sie vorhandenes Wissen oder persönliche Erfahrungen von Patientinnen anerkennen und eventuell zu weiteren Ausführungen anregen. Geben Sie auch wiederholt den Impuls, eigene Ideen einzubringen (z. B. »Was fällt Ihnen noch ein?«, »Haben Sie noch andere Ideen oder Gedanken zu diesem Thema?«). Achten Sie dabei darauf, eher offene als geschlossene Fragen zu stellen und den Arbeitsauftrag oder Ihre Frage an die Gruppe klar zu formulieren. Möglich ist auch, durch eine Rückfrage an die Gruppe zu überprüfen, ob der Arbeitsauftrag oder die Frage verstanden wurde. Je offener die Kommunikation von Ihnen als Gruppenleitung gestaltet wird, desto größer ist die Chance, dass auch Ihre Patienten sich öffnen und beteiligen.

Wenn wenig Aktivität von den Teilnehmenden ausgeht, könnte es auch daran liegen, dass diese müde, angestrengt oder angespannt sind. Dann empfehlen sich kurze Interventionen, die die Aufmerksamkeit und Konzentrationsfähigkeit kurzfristig verbessern können. Passende Übungen zur Aktivierung finden Sie in Kapitel 8. Sprechen Sie in einem solchen Fall Ihren Eindruck an und schlagen Sie eine passende Intervention vor, mit dem Hinweis, dass diese Übung auch für die Patientinnen im Alltag hilfreich sein kann. Falls auch nach aktivierenden Übungen noch wenig Beiträge von den Patienten kommen, scheuen Sie sich nicht, einzelne Patientinnen direkt anzusprechen und fragen Sie nach eigenen Erfahrungen oder Ideen zu einem bestimmten Thema. Manchmal hilft die direkte Einladung, die Hemmschwelle für einen Redebeitrag zu senken. Als letzte Möglichkeit fragen Sie die Teilnehmenden, gegebenenfalls wiederholt, ob die vermittelten Inhalte verstanden wurden oder ob es Unklarheiten oder Fragen gibt. Falls alle diese Punkte abgeklärt wurden, ist möglicherweise Akzeptanz gefragt, dass in dieser Sitzung mehr frontaler Input gefordert ist.

Große Zurückhaltung aus der Gruppe kann auch dazu führen, dass Sie für die geplanten Inhalten deutlich weniger Zeit benötigen als vorgesehen. Prüfen Sie dann zuerst, ob und wie Sie die Patienten mehr aktivieren und einbeziehen können. Dass Zeit übrig ist, könnte auch an einem hohen Tempo beim Präsentieren der Inhalte liegen. Reflektieren Sie einmal, ob Sie die Inhalte eventuell ausführlicher, mit mehr Pausen oder mit mehr Zeit für Fragen und Interaktion erläutern können. Auch das gemeinsame Erarbeiten von Inhalten (z. B. über Fragen wie »Was glauben Sie, könnte hier eine Rolle spielen?« oder »Wie erklären Sie sich, dass …?«) nimmt mehr Zeit in Anspruch als das frontale Vermitteln von Informationen. Überprüfen Sie eventuell auch Ihren eigenen Leistungsanspruch: Gibt es einen inneren Antreiber, den Sie etwas ausbremsen können? Falls trotz allem noch Zeit übrig ist, schauen Sie in Kapitel 8, welche der zusätzlichen Inhalte Sie ergänzen könnten.

1.8 Vorbereitungen vor den Sitzungen

In diesem Abschnitt werden praktische Hinweise zur Vorbereitung der Sitzungen gegeben. Diese mögen alle mehr oder weniger offensichtlich sein und sollen daher vor allem als Checkliste dienen und Ihren organisatorischen Aufwand und insbesondere den sogenannten »mental load«, also den kognitiven Aufwand, durch Planung minimieren.

Mit ausreichend Vorlauf vor der ersten Sitzung sollte, wenn noch nicht vorhanden, zuerst das für die Gruppentherapie benötigte Material besorgt werden. Dieses hält sich aber in Grenzen und umfasst lediglich die folgende Liste:

- Ein Flipchart oder Whiteboard mit passenden Stiften
- Wurfsäckchen oder kleine Bälle (mindestens drei verschiedenfarbige, gern bis zu fünf)
- Stifte für die Patientinnen
- Optional sind Schreibunterlagen für die Patienten, wie Klemmbretter oder Hefter

Auch den Raum, in dem die Gruppentherapie stattfinden soll, sollten Sie kennen und eine Idee haben, wie die angemeldete Zahl an Patientinnen dort bestmöglich platziert werden kann. Für die Durchführung der Gruppe sollten sich alle Teilnehmenden gegenseitig gut sehen können (idealerweise im Kreis; keine Reihen bilden) und es sollte genügend Platz geben, um einige aktivierende Übungen im Raum umzusetzen. Wie oben (unter 1.6) erläutert, ist es möglich,

Gruppentherapien auch außerhalb der eigenen Praxisräume in anderen, geeigneten Räumlichkeiten durchzuführen.

Vor der ersten Sitzung kann, ungefähr eine Woche vorher, allen angemeldeten Patienten eine E-Mail geschrieben werden, um sie an die bevorstehende erste Sitzung zu erinnern. Möglicherweise liegt bei einigen Patientinnen das Vorgespräch schon länger zurück, sodass mit einer freundlichen E-Mail der anstehende erste Termin noch einmal in Erinnerung gerufen wird. So kann das Risiko verringert werden, dass jemand nicht zur Gruppe erscheint, weil er in Vergessenheit geraten ist. Auch Absagen aufgrund von neu entstandenen Terminkollisionen oder aus anderen Gründen können durch eine Kontaktaufnahme von Ihrer Seite aus eventuell noch rechtzeitig erfasst und gegebenenfalls geklärt werden. Außerdem können in der Erinnerungs-E-Mail wichtige Hinweise wiederholt werden, wie zum Beispiel die Aufforderung zum Mitbringen erforderlicher Unterlagen oder der Hinweis auf das vereinbarte Ausfallhonorar bei Absagen. Insgesamt schafft eine Kontaktaufnahme zwischen der Anmeldung zur Gruppe und dem Gruppenstart Verbindlichkeit. Sie signalisiert den Wunsch nach klarer Kommunikation und vermittelt den Patienten Interesse an ihrem Erscheinen. Einen Beispieltext für eine E-Mail finden Sie in der Textbox. Beachten Sie bitte, dass die E-Mail-Empfänger unbedingt in Bcc (»blind carbon copy«, d.h. Blindkopie) gesetzt werden sollten, um nicht innerhalb der Gruppe unabsichtlich Kontaktdaten und Namen der Teilnehmenden zu teilen, was einen Verstoß gegen den Datenschutz und die Schweigepflicht darstellen würde.

Liebe Patientin, lieber Patient!

Wir freuen uns, dass Sie sich zur Gruppe »Verhaltenstherapeutische Grundlagen« angemeldet haben. Bitte lesen Sie sich das ausgehändigte Infomaterial durch und bringen Sie alle Unterlagen mit Unterschrift sowie die Fragebögen ausgefüllt zur ersten Sitzung mit.

Die Gruppe startet am kommenden Montag, den 20.02.2023,
um 16:30 Uhr.

(Ggf. hier nochmals die Adresse nennen, insbesondere bei Abweichungen vom Ort des Erstgesprächs.)

Wir möchten Sie auch an die Absageregelung erinnern: Wenn Sie an einer Sitzung nicht teilnehmen können, müssen wir Ihnen leider ein Ausfallhonorar von 50€ in Rechnung stellen. Bitte informieren Sie uns rechtzeitig.

Sollten Sie Fragen haben, melden Sie sich gern bei uns. Wir freuen uns auf die gemeinsame Arbeit in den nächsten Wochen!

Herzliche Grüße,
Ihre Praxis für Psychotherapie

Um gut vorbereitet in die erste Sitzung zu starten, ist es hilfreich, eine Namensliste der angemeldeten Patientinnen zur Hand zu haben. Darauf können Abwesenheiten notiert werden, oder auch Notizen für beispielsweise die Dokumentation hinterher, oder dass noch eine Krankenkassenkarte oder Unterlagen nachgereicht werden müssen.

Vor allen Sitzungen muss noch das Material ausgedruckt werden. Benötigt werden:

- Handouts pro Sitzung (entsprechend der Anzahl der Patienten)
- Arbeitsblätter für die jeweilige Sitzung (entsprechend der Anzahl der Patientinnen)
- Ein Cheat Sheet für die Gruppenleitung

Das Gruppenmanual kann selbstverständlich mit in die Sitzung genommen werden, obwohl es empfehlenswert ist, sich nur auf das Cheat Sheet zu konzentrieren. Das Buch vermittelt vielleicht mehr Sicherheit, aber es verleitet eventuell auch zum Ablesen von Texten; oder es verunsichert, wenn Sie beim Wechseln zwischen dem freien Sprechen und dem Nachschlagen im Buch nicht auf Anhieb die richtige Stelle wiederfinden oder den Faden verlieren. Falls Sie für die ersten Durchläufe der Gruppe noch mehr Infos benötigen, als auf den Cheat Sheets zu finden sind, machen Sie sich Notizen auf dem Cheat Sheet. Vertrauen Sie aber vor allem auf Ihre psychotherapeutische Expertise und Ihr Gespür für die Gruppe!

1.9 Nachbereitungen der Sitzungen

Nach jeder Sitzung ist es gut, mindestens noch eine Viertelstunde Zeit für Nachbereitungen zu haben. Nehmen Sie sich kurz Zeit, um die Sitzung zu reflektieren. Wie ging es Ihnen in der Rolle der Gruppenleitung? Was lief gut? Was wollen Sie beim nächsten Mal anders oder besser handhaben? Was haben Sie heute gelernt? Machen Sie sich dazu eventuell kurz Notizen im Manual oder auf Ihren Cheat Sheets. Durch die Reflexion der Gruppenleitung und der mentalen Vorbereitung der folgenden Sitzungen, basierend auf den unmittelbaren Erfahrungen der letzten Sitzung, werden Sie schnell Routine in der Durchführung der Gruppe erlangen. Sollten Sie wiederholt unsicher im Umgang mit einer Gruppe sein, besprechen Sie Ihre Unsicherheiten in einer Intervision oder Supervision, oder laden Sie eine Kollegin oder einen Co-Therapeuten ein, Sie in der nächsten Sitzung zu begleiten und Ihnen Feedback zu geben.

Wichtigster Punkt nach jeder Gruppensitzung ist selbstverständlich die Dokumentation. Wie in der Einzeltherapie auch, gilt für die Gruppentherapien die Dokumentationspflicht. Wie genau Sie dies umsetzen, bleibt Ihnen überlassen. Wichtige Aspekte sind jedoch, wer anwesend war, wer gefehlt hat, und zumindest eine kurze Notiz zur Mitarbeit, Stimmung und Stabilität der einzelnen Teilnehmenden.

Falls es besondere Vorkommnisse gab, sollten Sie auch diese dokumentieren.

Vergessen Sie bei der Nachbereitung auch nicht die Abrechnung, je nach Anzahl der bei der Sitzung anwesenden Patienten (siehe 1.6). Wenn Patientinnen abwesend waren, können Sie an dieser Stelle das Ausfallhonorar in Rechnung stellen. Sie können auch direkt das Handout an diejenigen schicken, die bei einer Sitzung gefehlt haben.

KAPITEL 2

Evaluation des Manuals

Als Behandler im Gesundheitssystem sind wir den Prinzipien der Effektivität und Effizienz verpflichtet. Um die Effektivität der für das Gesundheitssystem eher kostengünstigen Gruppenpsychotherapeutischen Grundversorgung zu untersuchen, haben wir die im Manual dargestellten Inhalte evaluiert. Unser Augenmerk lag insbesondere auf der Frage, ob die Gruppe einen Nutzen für die von den Patienten geschilderte Symptomatik hat und ob die Anwendung von verhaltenstherapeutischen Techniken zumindest initial, ohne individuelle therapeutische Anleitung klappt.

Interessant wären in Zukunft natürlich Vergleichs- und Längsschnittstudien, welche Patientinnen über einen längeren Zeitraum untersuchen und die Therapiefortschritte mit und ohne vorausgegangene Gruppenpsychotherapeutische Grundversorgung vergleichen. Vor solchen größeren Untersuchungen ist es aber notwendig, erst einmal die unmittelbare Effektivität zu überprüfen. Wir tun dies in diesem Manual im klassischen Prä-Post-Design. Im Folgenden wird die Evaluation der Inhalte des Manuals dargestellt.

Von Oktober 2021 bis Dezember 2022 wurde die hier vorgestellte Gruppentherapie insgesamt achtmal angeboten. Die erste Durchführung der Gruppenpsychotherapeutischen Grundversorgung wurde genutzt, um auch während der Therapie mit den Teilnehmenden über die einzelnen angebotenen Inhalte zu sprechen. Sie wurde insofern methodisch anders umgesetzt und daher aus der Evaluation ausgeschlossen. Die darauffolgenden sieben Evaluationsgruppen fanden jeweils mit bis zu neun Patienten statt (N = 49).

2.1 Gruppen- und Teilnehmereigenschaften

In jeder Gruppe konnten bis zu neun Personen teilnehmen, die durchschnittliche Anzahl der Teilnehmenden war im Median acht Personen (Range 6 bis 9). Die Patientinnen waren im Mittel 36,9 Jahre alt (Standardabweichung = 13,3). Die Range umfasste sehr junge Teilnehmer von 19 Jahren und ältere Teilnehmerinnen von bis zu 70 Jahren.

2.2 Verdachtsdiagnosen der Teilnehmenden und Ablauf

Alle Patienten erhielten, wie gesetzlich vorgeschrieben, zwei 25-minütige Sprechstunden, die zu einer 50-minütigen Sitzung zusammengelegt wurden. In der Sprechstunde wurde eine psychotherapeutische Anamnese erhoben, die generelle Eignung für eine Gruppentherapie festgestellt (siehe Kapitel 1.5) und den Patientinnen der Ablauf der Gruppenpsychotherapeutischen Grundversorgung im Allgemeinen und der Grundlagengruppe im Speziellen erläutert. Die Patienten konnten sich dann mit einem Therapievertrag (siehe auch 1.6.3) direkt anmelden und bekamen zwei Evaluationsfragebögen ausgehändigt mit der Bitte, diese zur ersten Gruppensitzung mitzubringen. Da die Rekrutierung der Patientinnen und die Bereitstellung der Sprechstunden zeitliche Ressourcen in Anspruch nahmen, konnte der Wartezeitraum bis zu Beginn der Gruppentherapie zwischen einem Tag und sechs Wochen liegen. Im Anschluss an die psychotherapeutische Sprechstunde erhielten alle Teilnehmenden eine Verdachtsdiagnose. In fünf Fällen wurden mehrere Verdachtsdiagnosen gestellt. Die gestellten Verdachtsdiagnosen sind in Tabelle 1 aufgelistet. Die Verteilungen der Verdachtsdiagnosen nach Störungsgruppen sind in Abbildung 1 dargestellt.

Tabelle 1 Die Verdachtsdiagnosen der Patientinnen in den Evaluationsgruppen

Diagnose	ICD-10 Kodierung	Anzahl
A Bipolare affektive Störung, gegenwärtig leichte oder mittelgradige depressive Episode	F31.3	2
B Bipolare affektive Störung, gegenwärtig gemischte Episode	F31.6	1
C Leichte depressive Episode	F32.0	10
D Mittelgradige depressive Episode	F32.1	6
E Schwere depressive Episode	F32.2	2
F Rezidivierende depressive Störung, gegenwärtig leichte Episode	F33.0	1
G Rezidivierende depressive Störung, gegenwärtig mittelgradige Episode	F33.1	8
H Dysthymia	F34.1	1
I Soziale Phobie	F40.1	3
J Panikstörung	F41.0	1
K Generalisierte Angststörung	F41.1	1
L Angst und depressive Störung, gemischt	F41.2	2
M Posttraumatische Belastungsstörung	F43.1	2
N Anpassungsstörung	F43.2	9
O Somatisierungsstörung	F45.0	2
P Undifferenzierte Somatisierungsstörung	F45.1	1
Q Anorexia nervosa	F50.0	1
R Sonstige nichtorganische Schlafstörungen	F51.8	1

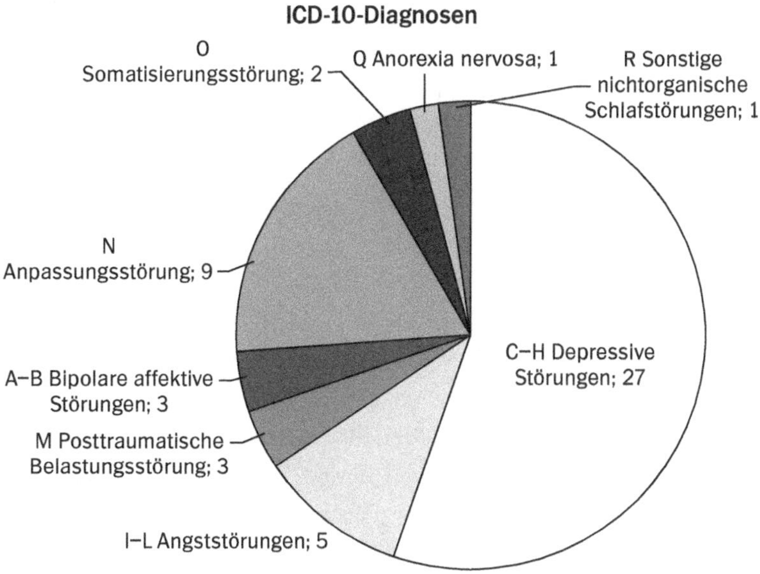

Abbildung 1 Die Verteilungen der Verdachtsdiagnosen nach Störungsgruppen der Stichprobe

2.3 Ein- und Ausschlusskriterien

Da die Intention der Gruppenpsychotherapeutischen Grundversorgung in der Überbrückung der Wartezeit bis zu einer ambulanten Einzel- oder Gruppentherapie liegt, wurde versucht, möglichst inklusiv zu arbeiten. Daher führten keine Verdachtsdiagnosen per se zum Ausschluss. In Frage kommende Patienten wurden vielmehr dazu animiert, an der Gruppenpsychotherapeutischen Grundversorgung teilzunehmen. Auch Patientinnen mit hohem Leidensdruck, starkem Redebedürfnis, narzisstischen oder histrionischen Persönlichkeitsakzentuierungen wurden in die Gruppenpsychotherapeutische Grundversorgung eingeschlossen. Es wurde in den Sprechstunden darauf hingewiesen, dass der individuelle Redeanteil begrenzt werden müsse, um die psychoedukativen Gruppeninhalte innerhalb des vorgegebenen zeitlichen Rahmens vermitteln zu können. Ausgeschlossen wurden Personen, die aufgrund von akuter Selbst- oder Fremdgefährdung direkt in stationäre psychiatrische

Behandlung überführt werden mussten, sowie mögliche Teilnehmer, deren symptombezogene Problematik auf Basis der diagnostischen Einschätzung einer individuellen Betreuung bedurfte.

2.4 Umgang mit fehlenden Teilnehmerinnen und Werten

Bei der Umsetzung wurde darauf geachtet, dass alle im Manual dargestellten Inhalte an möglichst alle Teilnehmenden vermittelt wurden. Jene Patientinnen der Evaluationsgruppen, die in einzelnen Sitzungen gefehlt hatten, erhielten die Unterlagen zu den verpassten Inhalten in der darauffolgenden Sitzung. Es bestand die Möglichkeit, nach der Sitzung noch einmal Fragen zu diesen Inhalten zu stellen. Wenn Teilnehmer in zwei oder mehr Sitzungen fehlten, dann wurden sie aus der Evaluation ausgeschlossen (N = 2). Falls einzelne fehlende Werte eines Patienten in den Fragebögen vorkamen, wurde die Subskala dieser Person nicht ausgewertet.

2.5 Messzeitpunkte und Messverfahren

Gemessen wurde vor Beginn der ersten Sitzung und nach der letzten Sitzung. Bereits in der Sprechstunde wurde die VDS90-Symptomliste (VDS = Verhaltens-Diagnostik-System; Sulz & Grethe 2005) sowie der VDS30-Persönlichkeitsfragebogen (Sulz et al. 1998) ausgeteilt. Nach der letzten Gruppensitzung füllten die Teilnehmerinnen die VDS90-Symptomliste erneut aus.

Die VDS90-Symptomliste ist ein Screeningverfahren, welches die Befunderhebung mittels Syndrom- und ICD-10-Diagnose zum Ziel hat. Die Symptomliste deckt mit ihren Syndromen einen großen Bereich psychischer und psychosomatischer Symptome ab. Da die Auswertung des Fragebogens jedoch keine ausreichende Grundlage zur abschließenden Diagnostik bietet, wurden bei den Patientinnen hierbei lediglich Verdachtsdiagnosen gestellt. Eine Ausnahme bildeten solche Patienten, die bereits mit einer abgeschlossenen Diagnostik

Tabelle 2 Deskriptive Statistiken zum VDS30 der Stichprobe

N=47	Minimum	Maximum	Mittelwert	Standard-abweichung
Mittelwert Selbst-unsicher (SU)	0,00	2,80	1,23	0,70
Mittelwert Dependent (DE)	0,00	1,90	0,82	0,52
Mittelwert Zwanghaft (ZW)	0,10	2,20	1,06	0,59
Mittelwert Passiv Aggressiv (PA)	0,00	2,20	0,75	0,53
Mittelwert Histrio-nisch (HI)	0,00	2,70	0,96	0,58
Mittelwert Schizoid (SC)	0,00	1,80	0,54	0,55
Mittelwert Narziss-tisch (NA)	0,00	1,90	0,75	0,50
Mittelwert Borderline (BO)	0,00	2,40	0,69	0,58
Mittelwert Paranoid (PR)	0,00	1,70	0,43	0,43
Neurotizismus	0,10	1,50	0,80	0,37

in die Behandlung kamen. Die VDS90 eignet sich auch zur Veränderungsmessung von Symptomen und ist insofern interessant für die Beurteilung der Wirksamkeit des Manuals. Sehr häufig stellte die Sprechstunde den ersten psychotherapeutischen Kontakt der Teilnehmerinnen dar. Die Wirksamkeit der hier vorgestellten Gruppentherapie ist daher nur sehr bedingt mit einzel- oder gruppenpsychotherapeutischer Arbeit über viele Monate oder gar Jahre in Verhältnis zu setzen.

Der VDS30-Persönlichkeitsfragebogen ist ein Instrument zur Erfassung dysfunktionaler Persönlichkeitsanteile, angelehnt an die Beschreibungen in ICD-10 und DSM-IV. Der Fragebogen erfasst verschiedene emotionale, kognitive und interaktionelle Störungsbereiche, wodurch er sich zur Eingangsdiagnostik in der ambulanten Psychotherapie eignet. Der VDS30 weist auf Persönlichkeitsakzentuierungen und -störungen hin, ohne jedoch ein Instrument zur abschließenden Diagnose darzustellen. Der VDS30 wurde vor dem Eingang in die Gruppenpsychotherapeutische Grundversorgung verwendet, um den durchführenden Therapeutinnen und den Lesern einen Überblick über die Einsetzbarkeit des Manuals zu geben. Tabelle 2 zeigt die Ergebnisse des VDS30 als Mittelwerte (Skala von 0 bis 3). Skalenwerte, die 2,1 oder größer sind, legen den Verdacht auf eine Persönlichkeitsstörung nahe, der jedoch mit weiterer Diagnostik überprüft werden sollte.

2.6 Ergebnisse

Auswertung der Daten und der Evaluation der Gruppen

Nach Abschluss der letzten Evaluationsgruppe wurden alle Daten in Excel (Microsoft Inc.) eingegeben und anschließend in SPSS 20.0 (IBM Inc.) überführt. Die VDS-Skalen wurden gemäß Sulz et al. (1998) ausgewertet. Weiterhin wurde ein Überblick über die gestellten Verdachtsdiagnosen erstellt und die Altersstruktur deskriptiv ausgewertet. Zusätzlich wurden die Nummern der Evaluationsgruppe notiert sowie, pseudonomysiert, die durchführenden Behandlerinnen. Hierbei stellte die VDS-Symptomskala die abhängige Variable dar. Es wurde ein alpha-Fehlerniveau von 0,01 angenommen und die Bonferroni-Korrektur angewandt, wenn gleiche Personen eingeschlossen wurden. Die Teststärkebestimmung a posteriori ergab $1\text{-}\beta = 0{,}8$ bei mittleren Effektstärken. Für gefundene Effekte wird eta^2 als Effektstärkenmaß angegeben. Vor der Auswertung der interindividuellen Unterschiede wurden kovariat Kohorten- und Therapeutinnen-Effekte überprüft. Diese konnten ausgeschlossen werden. Es wurden übergreifend keine Kohorten- $F(1;36)=0{,}99$ $p=0{,}325$, nicht signifikant) und Therapeuten-Effekte gefunden ($F(1;8)= 0{,}972$, $p= 0{,}556$, nicht signifikant).

Zunächst wurde die Verteilung der Symptome auf Basis der Prä-Fragebögen der VDS90 ausgewertet. Tabelle 3 zeigt die Verteilung der Symptome in Prozenträngen. Ab einem Grenzwert des Summenwerts von 1,0 kann ein Verdacht auf klinische Signifikanz dieser

Tabelle 3 Deskriptive Statistiken zur VDS90 der Stichprobe

	N	Minimum	Maximum	Mittelwert	Standard-abweichung
Prozentrang Aggression (AG) prä	47	0,00	97,80	48,11	33,90
Prozentrang Alkoholismus (AL) prä	47	0,00	100,00	19,79	38,53
Prozentrang Angst (AN) prä	46	0,00	100,00	52,31	27,96
Prozentrang Depression (DE) prä	46	0,00	98,74	52,55	28,11
Prozentrang Dissoziative Störung (DI) prä	47	0,00	98,85	33,65	43,47
Prozentrang Depersonalisation (DP) prä	46	0,00	100,00	24,58	41,89
Prozentrang Derealisation (DR) prä	46	0,00	100,00	36,70	44,37
Prozentrang Dysmorphobie (DY) prä	47	0,00	100,00	17,93	37,35
Prozentrang Essstörung (ES) prä	47	0,00	99,46	49,94	43,93
Prozentrang Hypochondrie (HO) prä	47	0,00	100,00	31,61	44,54
Prozentrang Manie (MA) prä	46	0,00	100,00	54,53	39,68
Prozentrang Misstrauen, Ambivalenz (MI) prä	46	0,00	100,00	42,56	35,82
Prozentrang Neurasthenie (NE) prä	46	0,00	100,00	66,38	28,94

	N	Minimum	Maximum	Mittelwert	Standardabweichung
Prozentrang Organische Syndrome (OR) prä	46	0,00	100,00	63,25	31,31
Prozentrang Pavor nocturnus (PN) prä	46	0,00	100,00	38,03	44,29
Prozentrang Posttraumatische Störung (PT) prä	47	0,00	100,00	32,17	43,35
Prozentrang Schlafstörung (SA) prä	46	0,00	100,00	55,15	38,44
Prozentrang Schizophrenie (SC) prä	46	0,00	99,06	24,21	39,23
Prozentrang Schmerzstörung (SM) prä	47	0,00	100,00	46,97	40,52
Prozentrang Somatoforme Störung (SO) prä	47	0,00	96,75	54,40	27,84
Prozentrang Stottern, Poltern (ST) prä	46	0,00	99,14	8,45	27,70
Prozentrang Sucht (SU) prä	47	0,00	100,00	14,25	34,46
Prozentrang Sexualstörung (SX) prä	47	0,00	95,12	33,85	38,71
Prozentrang Tics (TI) prä	46	0,00	100,00	8,48	27,79
Prozentrang Verhaltensrituale (VR) prä	46	0,00	95,91	28,97	42,16
Prozentrang Verhaltensstörungen (VS) prä	46	0,00	100,00	22,58	40,82

	N	Minimum	Maximum	Mittelwert	Standard-abweichung
Prozentrang Zwang (ZW) prä	47	0,00	100,00	54,29	37,03
Gültige Werte (listenweise)	46				

Tabelle 4 Syndrome bei Patienten über einem Prozentrang von 50 in einer messwiederholten ANOVA mit Prä- und Posttest. Hohe Werte des Prozentranges bedeuten eine wahrscheinliche Diagnose

	N	Prä Mittelwert	Prä Std.-abw.	Post Mittelwert	Post Std.-abw.	F-Wert	p	eta²
Prozentrang Angst (AN)	18	75,60	14,95	68,39	17,43	5,66	,03*	,25
Prozentrang Depression (DE)	15	80,35	14,86	69,18	23,19	6,23	,03*	,31
Prozentrang Manie (MA)	25	79,92	13,26	65,09	32,23	6,91	,02*	,23
Prozentrang Neurasthenie (NE)	34	75,73	13,25	66,92	28,31	3,02	,09	n.s.
Prozentrang Organische Syndrome (OR)	27	81,70	10,04	69,78	26,68	7,06	,01*	,21
Prozentrang Schlafstörung (SA)	20	83,33	16,07	68,33	26,62	6,39	,02*	,25
Prozentrang Somatoforme Störung (SO)	22	75,34	13,36	67,89	24,01	3,17	,09	n.s.
Prozentrang Zwang (ZW)	19	82,12	11,89	65,89	28,23	10,38	,005	,37

Symptome vorliegen. Da einzelne Symptome im Fragebogen sehr unterschiedlich stark abgefragt werden, wurden in die Veränderungsevaluation nur diejenigen Patienten einbezogen, bei denen eine Veränderungsbedürftigkeit bestand. Im ersten Schritt wurden daher nur jene Syndromgruppen in die Veränderungsmessung einbezogen, bei denen der Mittelwert aller Patientinnen über dem Prozentrang von 50 lag. Im zweiten Schritt wurden alle Patienten ab dem Schwellenwert eines Prozentranges von 50 in die Evaluation der Veränderungsmessung einbezogen.

In einer messwiederholten ANOVA als Prä-Post-Messung mit den eingeschlossenen Patientinnen des Symptomkomplexes der VDS90 wurde auf einen Haupteffekt des Messzeitpunkts hin untersucht. In Tabelle 4 sind die Syndrome der VDS90 für beide Messzeitpunkte abgebildet sowie bei gefundenem Effekt der p-Wert und die Effektstärke.

2.7 Diskussion

Die Teilnahme an der hier vorgestellten verhaltenstherapeutischen Gruppenpsychotherapeutischen Grundversorgung hat in sechs der Symptomgruppen zu einer statistisch signifikanten Reduktion der Symptome geführt. Auf Basis des geringen zeitlichen Umfangs dieser Gruppentherapie (vier Doppelstunden) stellt dies ein sehr erfreuliches Ergebnis dar. Gleichzeitig ist festzuhalten, dass die Prozentränge der Syndrome, die im Nachgang zur Gruppentherapie gemessen wurden, in allen Fällen weiterhin auf einen dringenden Behandlungsbedarf hinweisen (siehe Tabelle 4). Hieraus kann geschlossen werden, dass die verhaltenstherapeutische Umsetzung der Gruppenpsychotherapeutischen Grundversorgung zwar keine Richtlinienpsychotherapie ersetzt, jedoch das Potential besitzt, während der Wartezeit auf weiterführende ambulante Einzel- oder Gruppentherapie für Entlastung zu sorgen.

Es erscheint zudem möglich, Patienten unterschiedlicher Altersgruppen und Störungen gemeinsam im Rahmen der Gruppenpsychotherapeutischen Grundversorgung zu versorgen, deren Hauptelemente eher psychoedukativer Natur sind. In den Abschlussrunden nach den letzten Sitzungen wurden die Patientinnen danach gefragt, welche Inhalte der vier Gruppensitzungen für sie persönlich am hilfreichsten waren. Die Teilnehmenden gaben darauf sehr vielfältige Antworten. Patienten scheinen also ein gutes Gespür dafür zu haben, welche der angebotenen Lösungen für sie selbst sinnvoll auf ihre persönliche Problematik anwendbar sind.

2.8 Limitationen

Die Evaluation des Manuals ist mit Limitationen belegt. So haben wir in unserer Praxis den Fokus auf die Entwicklung der Inhalte und die gleichzeitige Durchführung der Gruppenevaluation gelegt und nicht darauf, möglichst detaillierte Messungen durchzuführen. Weiterhin ist natürlicherweise die Stichprobengröße, die sich innerhalb eines knappen Jahres rekrutieren lässt, begrenzt. Dass trotzdem im Rahmen der Evaluation signifikante Effekte auf vielen der Symptome der VDS90 nachgewiesen werden konnten, zeigt, dass die Stichprobe zum Nachweis der Wirksamkeit der Gruppenpsychotherapeutischen Grundversorgung ausreichend hoch war.

Über die Wirksamkeit der Gruppenpsychotherapeutischen Grundversorgung bei Patientinnen mit Störungsbildern, bei denen niemand eingeschlossen wurde, kann keine Aussage getroffen werden. Dies gilt insbesondere für Patientengruppen mit Essstörungen und psychotischen Störungen. Weiterhin kann nicht ausgeschlossen werden, dass allein die Teilnahme an einer Gruppentherapie, unabhängig von den vermittelten Inhalten, zu einer Reduktion der subjektiven Symptomatik geführt hat. Anhand der vorliegenden Evaluation kann keine Aussage über die zeitliche Stabilität der gefundenen Effekte getroffen werden. Es ist zudem unklar, inwiefern sich die Behandlungseffekte bei weiterer Nichtbehandlung nach Abschluss der Gruppenbehandlung wieder zurückentwickeln.

Schlussfolgerungen aus der statistischen Auswertung:

- Die Gruppenpsychotherapeutische Grundversorgung sorgt bei vielen Patientinnen für eine Entlastung.
- Die Gruppenpsychotherapeutische Grundversorgung ersetzt keine Einzeltherapie.
- Patienten mit sehr unterschiedlicher Grundsymptomatik nutzen die Gruppenpsychotherapeutische Grundversorgung individuell, um die eigenen Problematiken anzugehen.
- Es ist möglich, Patientinnen im Alter von 19 bis mindestens 70 Jahren gemeinsam in einer Gruppenpsychotherapeutische Grundversorgung zu versorgen.

KAPITEL 3

Inhalte Gruppenpsychotherapeutischen Grundversorgung

3.1 Check-in

Der Check-in dient dem Ankommen zu Beginn jeder Sitzung, dem Stärken der Wirkfaktoren der Gruppe und dem Wiedereinstieg in die Behandlung von psychotherapeutischen Themen. Der Ablauf dieses Einstiegs sollte immer ähnlich sein, um den Patienten durch die feste Struktur Sicherheit und Respekt zu vermitteln und das Gefühl, mit ihrer aktuellen Lebenssituation und ihren Beschwerden ernstgenommen zu werden. Auch das gegenseitige Vertrauen innerhalb der Gruppe soll, so weit in diesem begrenzenten Rahmen möglich, gefördert werden. Um diese beiden Ziele zu erreichen sind auch vermeintlich kleine strukturelle Aspekte, wie das Überprüfen der Anwesenheit aller Teilnehmenden, die Kommunikation über Abweichungen vom Zeitplan und das Nachfragen nach Hausaufgaben wichtig. Zwar sind Flexibilität und das Eingehen auf die einzelnen Teilnehmenden wichtig, aber wiederkehrende Strukturen sind insbesondere aufgrund der Kürze der Gruppentherapie bedeutsam, um schnell eine gute Arbeitsatmosphäre herzustellen. Ein zentraler Baustein ist daher der Check-in. In der ersten Gruppensitzung wird der Check-in nicht in der vorgestellten Struktur durchgeführt, sondern durch den Block »Einstieg« (siehe 3.3.1) ersetzt.

Zuerst sollte die An- beziehungsweise Abwesenheit der Teilnehmenden geprüft und an alle kommuniziert werden. Gern können die Patientinnen dabei mit Namen begrüßt werden. Wenn sich jemand abgemeldet oder ein Zuspätkommen mitgeteilt hat, sollte dies den Anwesenden auch weitergegeben werden. Falls jemand unentschuldigt fehlt, sollte benannt werden, dass man derzeit keine

Informationen über das Fehlen hat und hofft, dass diese Person noch später dazukommt. Dieses explizite Überprüfen der Anwesenheit vermittelt den Teilnehmenden das Gefühl, gesehen zu werden und ein wichtiger Teil der Gruppe zu sein – dass die Anwesenheit jeder einzelnen Person wichtig und erwünscht ist. Wenn Sie als Gruppenleitung bei bis zu neun Teilnehmern Schwierigkeiten haben, sich die Namen zu merken, kann eine kleine Skizze der (ggf. tagesaktuellen) Sitzordnung mit Namen oder die Nutzung von Namensschildern helfen.

Anschließend sollte jeder Patient einmal zu Wort kommen. Es kann gefragt werden, wie es den einzelnen Teilnehmerinnen momentan geht, ob es noch Fragen zur letzten Sitzung gibt und ob es neue Erkenntnisse durch die Hausaufgaben gab. Die Teilnehmenden müssen dabei nicht unbedingt im Detail berichten, sondern sollen lediglich die Gelegenheit haben, sich über für sie wichtige Themen kurz zu äußern. So wird jedem das Gefühl vermittelt, dass aktuelle Themen und Gedanken gehört werden. Trotzdem ist diese Runde nicht dafür gedacht, auf Beiträge der Patienten tiefer einzugehen. Alltagsprobleme oder aktuelle Sorgen dürfen angesprochen und validiert werden. Bei Bedarf kann auf bestimmte Themenblöcke oder Übungen in der Gruppentherapie hingewiesen werden, die eventuell für aktuelle Probleme der Patientinnen hilfreich sind. Eine Problemlösung oder Symptombehandlung ist jedoch nicht Ziel des Check-ins und meistens im Rahmen der Gruppenpsychotherapeutischen Grundversorgung generell nicht möglich. Dadurch, dass jeder der Anwesenden nacheinander zumindest kurz das Wort und die Aufmerksamkeit aller hat, wird der Grundstein dafür gelegt, dass alle Teilnehmenden sich später in der Gruppe trauen, eigene Anmerkungen einzubringen. Gleichzeitig wird in Erinnerung gerufen, dass jede einzelne Person zu Wort kommen darf und daher die Redezeit für die Einzelnen begrenzt ist und auch Zuhören ein wichtiger Aspekt der Gruppentherapie ist. Somit hilft ein gut strukturierter Check-in, eine respektvolle Gesprächskultur innerhalb der Gruppe zu etablieren.

Bei der Nachfrage zu den Hausaufgaben geht es – wie Verhaltenstherapeutinnen bekannt sein sollte – nicht darum, die Erledigung der Aufgaben wie in der Schule zu überprüfen und zu bewerten. Stattdessen soll Patienten der Raum gegeben werden, ihre Erfahrungen mit den Übungen oder Themen im Alltag zu berichten. Ziel der Hausaufgaben ist es, dass die Patientinnen sich zwischen den Sitzungen Zeit nehmen, um sich selbstständig mit den Therapieinhalten auseinanderzusetzen. Bei der Reflexion der Hausaufgaben können durch Sie als Gruppenleitung insbesondere Erkenntnisse oder Herausforderungen paraphrasiert werden. Durch dieses Hervorheben von typischen Fragen, hilfreichen Ideen oder spannenden Gedanken können alle Teilnehmenden voneinander profitieren und unterschiedliche Herangehensweisen und gegebenenfalls Strategien zur Lösung von Problemen kennenlernen. Zudem wird jede Auseinandersetzung mit den Themen aus der Gruppentherapie bestärkt – unabhängig davon, ob Aufgaben »korrekt« bearbeitet wurden. Wenn eine Patientin berichtet, die Hausaufgaben nicht erledigt zu haben, unabhängig davon, ob sie diesen Fakt unterwürfig-bereuend, akzeptierend oder trotzig darstellt, sollte mit dieser Tatsache wohlwollend umgegangen werden. Die Gruppenleitende kann die Gründe kurz validieren und anschließend klar, aber wohlwollend, bei Bedarf auch wiederholt, auf den Nutzen der vorgeschlagenen Aufgaben als ein Schritt zu Veränderung der eigenen Lebenssituation hinweisen. Die Hausaufgaben können daher auch gern umbenannt werden: z. B. in Hausaufgabenvorschläge, persönliche Reflexionsaufgabe, Übung o. ä. Ziel der Übungen und auch der Abfrage ist es, Patienten zur eigenständigen Anwendung und Reflexion von Therapieinhalten anzuleiten und zu motivieren.

Inhaltliche Fragen, die im Check-in entweder bezogen auf die Hausaufgaben oder auf die letzte Sitzung geäußert werden, können entweder kurz direkt beantwortet oder zunächst gesammelt und später, beispielsweise vor Beginn des ersten Themenblocks, bearbeitet werden. Hierbei gelten wieder die Hinweise aus dem Kapitel »Spielräume und Stolpersteine« (1.7).

Mögliche Fragen für den Check-in:

- Wie geht es Ihnen heute? Wie ist Ihre Stimmung jetzt im Moment?
- Gibt es noch Fragen zur letzten Sitzung?
- Haben Sie sich mit dem Hausaufgabenvorschlag beschäftigt und falls ja, gibt es Fragen dazu oder Erkenntnisse, die Sie mit uns teilen wollen?

Die Check-in-Runde kann jedes Mal, je nach Zeitbedarf durch den Umfang der Berichte und die Anzahl der Fragen von Patientinnen, etwas anders gestaltet werden. Es sollten jedoch alle Elemente, zumindest kurz, berücksichtigt werden. Wenn genügend Zeit vorhanden ist, kann am Ende des Check-ins noch eine kurze Übung zur Aktivierung oder zur Förderung der Gruppenkohäsion durchgeführt werden. Vorschläge hierfür finden Sie in Kapitel 7. In der ersten Sitzung wird der Check-in zu einem allgemeinen Einstieg in die Gruppentherapie erweitert. Die Anleitung dafür wird in Kapitel 3 bei der ersten Sitzung vorgestellt.

3.2 Check-out

Zum Abschluss jeder Sitzung wird ein Check-out durchgeführt. Dieser dient dem Abschließen der behandelten Themen und der Reflexion. Die Patienten sollen dazu angeregt werden, ein eigenes erstes Fazit der Sitzung beziehungsweise Erkenntnisse oder Vorhaben, die sich für sie persönlich in der Sitzung ergeben haben, zu formulieren. Dies dient einerseits der tieferen Verankerung des Gehörten bei den Patientinnen und stellt andererseits ein kurzes Feedback an Sie als Gruppenleitung dar. In den Zeitplänen der einzelnen Sitzungen sind für den Check-out immer fünfzehn Minuten eingeplant, wobei fünf Minuten als »Puffer« gedacht sind, falls die inhaltliche Arbeit doch ein wenig länger dauert als geplant. Am Sitzungsende sollten Sie jedoch trotzdem noch ungefähr zehn Minuten Zeit für den Check-out haben. Falls Sie am Ende der Sitzung noch Zeit übrig haben sollten, ergänzen Sie bei Bedarf eine kurze Übung, die zur Stimmung der Gruppe passt.

Markieren Sie das Ende der thematischen Arbeit und leiten Sie die Abschlussrunde ein. Fragen Sie die Patienten danach, wie es Ihnen jetzt zum Ende der Sitzung geht. Fragen Sie auch, ob es noch offene Fragen zu den vorgestellten Themen oder Übungen gibt. Falls dies der Fall sein sollte, beantworten Sie diese am besten direkt. Wenn dabei größere Unklarheiten oder weiterführende Themen angesprochen werden, wägen Sie gemäß der Spielräume und Stolpersteine (siehe 1.7) ab, inwieweit und zu welchem Zeitpunkt eine Beantwortung dieser Frage passend ist.

Ob Sie diese Fragen einzeln stellen oder lieber alle Fragen gesammelt, ist Ihnen überlassen. Die erste Variante erhöht die Wahrscheinlichkeit, dass alle Patientinnen auf alle Fragen antworten, und ist stärker strukturiert, benötigt aber meist mehr Zeit, da alle Patienten mehrmals zu Wort kommen (eventuell bis zu 15 Minuten, insbesondere bei mehr als sechs Patientinnen). Eine einzige Check-out-Runde, in der alle Fragen gesammelt beantwortet werden sollen, komprimiert die Reflexionszeit pro Teilnehmendem und gibt gleichzeitig jedem jeweils einzeln einmal die Gelegenheit, sich abschließend zu äußern, was möglicherweise zu freierem Sprechen anstelle des strukturierten Beantwortens einzelner Fragen führt. Eine weitere interessante Möglichkeit, um abzufragen, was Patienten aus der Sitzung mitnehmen, ist die Ein-Wort-Methode. Diese können Sie anstelle von, oder zusätzlich zu, den anderen Reflexionen nutzen.

Ein-Wort-Abschluss

Bitten Sie die Teilnehmenden, sich ein Wort zu überlegen, das ihnen gerade am meisten präsent ist (dies kann, aber muss nicht zwangsläufig ein Stichwort aus den Themen der Sitzung sein). Sobald ein Wort gefunden wurde, soll dies dadurch angezeigt werden, dass eine Hand auf das Knie gelegt wird. Wenn alle im Kreis, gern inklusive der Gruppenleitung, ein Wort gefunden haben, sagen alle der Reihe nach ihr Wort. Dies geschieht möglichst kommentarlos und zügig. So entsteht eine Art Blitzlicht-Abschluss, bei dem kurz und knapp die eigene »Take-Home-Message« genannt wird.

Zum Schluss teilen Sie das Handout an alle Teilnehmenden aus. Hierin sind die besprochenen Themen zusammengefasst und teilweise um etwas theoretischen Hintergrund ergänzt. Auch die durchgeführten Übungen sind im Handout aufgelistet. Wenn jemand in der Sitzung gefehlt hat, können Sie diese Zusammenfassung der Person per E-Mail oder Post zukommen lassen, sodass die vorgestellten Inhalte zumindest in den Grundzügen bei allen Teilnehmenden bekannt sind. Bei Bedarf können in der nächsten Sitzung Rückfragen gestellt werden.

Mögliche Fragen für den Check-out:

- Wie geht es Ihnen jetzt? Wie gehen Sie aus der Sitzung?
- Gibt es noch Fragen zu den Inhalten und Übungen von heute?
- Was nehmen Sie aus der Sitzung heute mit? Was ist Ihnen besonders im Gedächtnis geblieben? Was hat Sie besonders zum Nachdenken angeregt?

3.3 Sitzung 1

Die erste Sitzung kann als hundertminütige Gruppeneinheit zeitlich wie in nachfolgender Tabelle strukturiert werden. Insgesamt gibt es, wie in jeder Sitzung, zweimal ungefähr eine halbe Stunde inhaltliche Arbeit. Nach der Hälfte der Sitzung ist eine Pause eingeplant. An dieser Stelle kann, wie in 1.6.1 erläutert, die Sitzung auch halbiert werden. Die Tabelle zur zeitlichen Einteilung findet sich auch auf dem Cheat Sheet zur Sitzung 1, in der Sie die entsprechenden Zeiten für Ihre Gruppentherapie (z. B. 17:00 – 17:20 Einstieg, Kennenlernen) eintragen können.

Dauer	Inhalt	Methode
20 min	Einstieg, Kennenlernen	Vorstellung, Organisatorisches, Aufstellungsspiel
30 min	Auslöser & Ansatzpunkte bei psychischen Beschwerden	Vulnerabilitäts-Stress-Modell gemeinsam erarbeiten, Einzelarbeit am eigenen Modell (HA*), Reflexion
10 min	Pause	
10 min	Namen üben und Stressreaktion erfahren	Wurfsäckchen-Spiel
25 min	Stressreaktion & Zweck und Durchführung von Selbstbeobachtung	Körperliche Stressreaktion erläutern, Möglichkeiten der Gegenregulation gemeinsam erarbeiten, Spannungskurve (HA*)
15 min	Check-out	Kurzes Feedback, Reflexion

* HA = Hausaufgabenvorschlag

3.3.1 Einstieg und Kennenlernen

Heißen Sie zu allererst alle Patientinnen willkommen. Stellen Sie sich als Gruppenleitende noch einmal vor. Lassen Sie anschließend in einer kurzen Namensrunde jeden Teilnehmer seinen Namen nennen. Dabei können Sie den Teilnehmerinnen auch direkt die Möglichkeit geben, untereinander abzusprechen, ob sie sich duzen oder siezen möchten. Das Duzen kann innerhalb der Gruppe dazu beitragen, ein angenehmes, vertrauensvolles Gruppenklima zu schaffen und die Gruppenkohäsion zu fördern.

Stellen Sie anschließend kurz den Ablauf der Gruppensitzungen vor (Check-in, zwei Themenblöcke mit einer Pause dazwischen, Check-out). Erläutern Sie anschließend das Konzept der Hausaufgaben, die der Reflexion und Weiterarbeit zwischen den Sitzungen dienen und einen wichtigen Baustein der verhaltenstherapeutischen Arbeit darstellen. Hausaufgaben sind auch hilfreich, um vorgestellte Inhalte auf die eigene Lebenssituation anzuwenden. Weisen Sie darauf hin, dass alle Teilnehmenden am Ende jeder Sitzung eine Zusammenfassung der besprochenen Inhalte erhalten, sodass Mitschreiben nicht notwendig, aber natürlich möglich ist.

Um eine vertrauensvolle, offene und wertschätzende Arbeitsatmosphäre in der Gruppe zu schaffen, sollten vor Beginn der inhaltlichen Arbeit einige Gruppenregeln eingeführt werden (Marwitz 2016, Liwowsky et al. 2014). Eine gemeinsame Erarbeitung dieser Regeln ist auch möglich und schafft größere Verbindlichkeit, benötigt aber deutlich mehr Zeit. Ein guter Mittelweg angesichts des begrenzten zeitlichen Rahmens ist daher, zunächst nach Vorschlägen für Gruppenregeln zu fragen und dann zu ergänzen. Umgekehrt können auch zuerst die wichtigsten Regeln vorgestellt und anschließend Ergänzungen erfragt werden.

Beispiele für bewährte Gruppenregeln sind: Bitten Sie die Teilnehmenden, pünktlich zu sein und bei Verhinderung rechtzeitig abzusagen. Weisen Sie an dieser Stelle vielleicht nochmal auf das Ausfallhonorar hin, das idealerweise aber schon im Vorgespräch erläutert wurde. Ermutigen Sie die Patientinnen dazu, Fragen zu stellen, wenn etwas unklar ist, und eigene Beispiele aktiv einzubringen. Persönliche Beiträge sollten jedoch nicht allzu detailliert ausgeführt werden, da die Zeit in der Gruppentherapie sehr begrenzt ist und individuelle Arbeit an biografischen Ereignissen oder Symptomen in der Einzeltherapie stattfinden soll. Wenn ein Teilnehmender eine Pause benötigt (dies kann insbesondere bei schwerer Symptomatik, die die Konzentration beeinträchtigt, z.B. PTBS oder ADHS, der Fall sein), kann derjenige den Raum kurz verlassen, sollte Sie aber kurz informieren und wiederkommen, allerspätestens zum Ende der Sitzung. Bitten Sie darum, dass alle Handys ausgeschaltet oder auf lautlos gestellt werden, um Ablenkungen zu minimieren. Ein respektvoller Umgang miteinander, der Zuhören und sich gegenseitig Ausredenlassen beinhaltet, sollte selbstverständlich sein.

Wichtigster Aspekt der Gruppenregeln ist die Schweigepflicht. Als Psychotherapeutin unterliegen Sie ohnehin durch Ihre Berufsordnung der Schweigepflicht. Die Teilnehmenden sollten in ihrem Eigeninteresse darum gebeten werden, diese auch einzuhalten. Da Patienten aber wahrscheinlich den Wunsch haben werden, Erfahrungen aus der Gruppe mit Partnerinnen, Freunden oder Familie zu teilen, weisen Sie sie darauf hin, dass thematische Gruppeninhalte problemlos mit anderen besprochen werden können. Anders sieht es mit persönlichen Details von anderen Gruppenteilnehmenden aus. Sie können Teilnehmende nicht zu Stillschweigen verpflichten, aber sie können erläutern, dass ein respektvoller Umgang mit solchen Informationen wichtig ist. Schlagen Sie vor, dass über Dritte so gesprochen wird, als wenn diese anwesend wären, und dass keine Informationen über andere Teilnehmende mit Außenstehenden geteilt werden sollten, anhand derer die Gruppenmitglieder außerhalb der Gruppentherapie wiedererkannt werden könnten. Zu solchen persönlichen Details zählen unter anderem Namen, Wohnorte, Arbeitsstellen, äußerliche Merkmale (z. B. markante Frisuren, Tattoos oder körperliche Eigenschaften) und die Beschreibung spezifischer Freizeitaktivitäten oder häufiger Aufenthaltsorte (z. B. Vereinsmitgliedschaften oder das Lieblingscafé). Ein Patient sollte also seinem Freund nicht erzählen: »Da ist ein Teilnehmer, der arbeitet auch da, wo deine Schwester arbeitet, ist das nicht ein Zufall? So ein großer, schlaksiger Typ mit langen Haaren, er geht auch gern skaten. Dem geht's da in der Produktentwicklung genauso wie mir bei der Arbeit, sein Chef verlangt auch immer viel zu viel von ihm.« Verallgemeinerte Beispiele ohne persönliche Details können aber, wenn sie mit Bedacht erzählt werden, mit Außenstehenden geteilt werden, z. B.: »Da ist ein anderer Teilnehmer, der von ähnlichen Schwierigkeiten an seiner Arbeitsstelle erzählt hat. Sein Chef verlangt auch immer viel zu viel von ihm.« Indem Sie diese Regeln und Verhaltensweisen einführen, tragen Sie dazu bei, dass sich alle Teilnehmenden in der Gruppe wohlfühlen und produktiv zusammenarbeiten können. Dieser organisatorische Einstieg in die Gruppe inklusive Vorstellen sollte ungefähr zehn Minuten dauern.

Vorschläge für Gruppenregeln:

- Respektvoller Umgang miteinander
- Pünktlichkeit, ggf. absagen
- Handys stummgeschaltet
- Aktive Teilnahme und gern Einbringen von Fragen, Details der Ausführungen aber begrenzen
- Für sich sorgen, bei Bedarf kurz den Raum verlassen, aber zurückkommen
- Schweigepflicht

Der Einstieg in die Gruppenpsychotherapeutische Grundversorgung ist so aufgebaut, dass die Patientinnen alle ein paar Mal auf sehr niedrigschwellige Art und Weise zu Wort kommen können. Zuerst werden sie lediglich dazu aufgefordert, ihren Namen zu nennen; in der anschließenden Kennenlernrunde werden sie ermutigt, kurz etwas zur eigenen Person zu sagen. Dadurch sind die Patienten später im ersten Themenblock bereits mehr an das Sprechen in der Gruppe habituiert und inhaltliche Redebeiträge stellen nur eine kleine weitere Steigerung und, hoffentlich, keine große Hürde mehr dar.

Für die folgende Übung zum Kennenlernen sollten Sie ungefähr fünfzehn Minuten einplanen. Sie wurde so gewählt, dass Patientinnen einiges übereinander erfahren, aber keine großen Anforderungen an Selbstöffnung oder bestimmte Leistungen gestellt werden. Die Bewegung im Raum aktiviert zusätzlich.

Bitten Sie die Patienten, sich entlang einer gedachten Linie im Raum aufzustellen, die anzeigt, wie viel Energie sie gerade haben. Das eine Ende der Linie stellt wenig Energie dar (»Ich bin sehr müde oder erschöpft, ich würde mich am liebsten hinlegen«) und das andere das Gegenteil, sehr viel Energie (»Ich bin sehr wach und voller Energie, ich kann kaum stillsitzen«). Sobald sich alle Teilnehmenden im Raum positioniert haben, sprechen Sie alle nacheinander kurz an und benennen die Einordnung oder lassen Sie die Patientinnen ihr Energielevel kurz beschreiben. Wenn alle zu Wort gekommen sind, geben Sie die nächste Frage vor. Diesmal soll sich auf einer gedachten Landkarte (geben Sie die Nord-Süd- und Ost-West-Orientierung vor) ungefähr dort hinstellen, wo der eigene Geburtsort liegt. Dafür müssen die Teilnehmenden miteinander ins Gespräch kommen, um ungefähre räumliche Verhältnisse darzustellen. Wenn der Geburtsort von jemandem sehr weit weg liegt, versuchen Sie dies vielleicht auf kreative Art und Weise einzubinden, oder einfach die ungefähre Richtung des Geburtslandes darzustellen. Wenn alle eine Position eingenommen haben, fragen Sie auch hier einzeln nach, wo die Patienten jeweils geboren sind.

Bei diesen ersten beiden Fragen machen die Patientinnen erste, niedrigschwellige Erfahrungen der gezielten Selbstöffnung in der Gruppe. Fragen Sie als Nächstes nach Hobbys oder einer häufigen Freizeitbeschäftigung, nach denen sich die Teilnehmer gruppieren sollen. Lassen Sie die Teilnehmenden dabei selbst eine Ordnung finden, nach der sie sich räumlich aufstellen wollen. Bei dieser Frage werden explizit Ressourcen benannt und mögliche Gemeinsamkeiten der Patienten kommen zum Vorschein. Als letzten Teil der Übung empfehlen wir die Aufstellung nach Haar- oder Augenfarbe auf einer Achse von hell nach dunkel. Dies fordert Patientinnen dazu auf, einander bewusst anzuschauen, was das Vertrauen stärken kann.

Ergänzen Sie gern weitere Fragen, die Sie persönlich interessant oder hilfreich finden. Beachten Sie dabei aber, dass diese Fragen ressourcenorientiert oder eher neutral sein sollten, um nicht zu Beginn der Gruppentherapie heikle Themen anzuschneiden und Patienten zu überfordern oder zu beschämen. Vermeiden Sie Fragen zu Themen, die problembehaftet oder unangenehm sein könnten (z. B. Diagnosen, Symptome) oder die zu Vergleichen führen könnten (z. B. Ausbildung oder höchster Berufsabschluss, Gewicht oder auch Größe). Dabei können auch vermeintlich unverfängliche Fragen, wie nach der Zahl der eigenen Kinder, sensible Themen berühren (z. B. unerfüllter Kinderwunsch, Tod eines Kindes). Seien sie daher vorsichtig in der Wahl der Fragen. Gleichzeitig können letztlich mit jedem Lebensbereich belastende Erfahrungen zusammenhängen und es ist nicht Ihre Aufgabe, die Patientinnen vor allen möglichen Belastungen zu schützen. Es kann zur vertrauensvollen Arbeitsatmosphäre beitragen, wenn Sie als Gruppenleitung bei den Übungen mitmachen, und so auch etwas mehr über sich preisgeben. Genauso kann aber die Abgrenzung von Ihnen als Gruppenleitung gegenüber den Teilnehmenden von Vorteil sein. Führen Sie die Übung insgesamt so durch, dass Sie sich selbst in der Rolle eines Teilnehmenden in einer neuen Gruppe wohlfühlen würden.

Mögliche Themen und Fragen für die Kennenlernübung:

- Energielevel (auf einer Achse von »voller Energie« bis »sehr müde oder erschöpft«)
- Geburtsort (ungefähr räumlich angeordnet: Nord-Süd-Ost-West-Orientierung und Abstände zueinander)
- Hobbys (gruppiert nach Gemeinsamkeiten)
- Haarfarbe oder Augenfarbe (auf einer Achse von hell bis dunkel)
- Liebste Jahreszeit (gruppiert)
- Liebstes Musikgenre (gruppiert)
- Entweder-oder-Fragen, bei denen eine Präferenz angegeben werden muss, wie z. B. »Tee oder Kaffee«, »Meer oder Berge«, »Hund oder Katze« (gruppiert)

3.3.2 Auslöser und Ansatzpunkte bei psychischen Beschwerden erkennen: Das Vulnerabilitäts-Stress-Modell

Inhaltlich startet die Gruppentherapie damit, ein Bewusstsein dafür zu schaffen, was Auslöser von psychischen Beschwerden sein können. Für diesen Themenblock sollten Sie ungefähr dreißig Minuten einplanen. Die Beschreibung der üblichen Vorgehensweise in der verhaltenstherapeutischen Psychotherapie anhand einer Metapher kann dabei hilfreich sein. Um zu erklären, wie wichtig es ist, erstmal ein Verständnis für die Symptomatik zu bekommen, ist die Metapher vom brennenden Haus ein gutes Bild (siehe Kasten). Sie soll darstellen, dass trotz nachvollziehbarer Dringlichkeit bei der Verringerung von Leidensdruck blinder Aktionismus nicht hilfreich ist. Stattdessen kann durch eine vorschnelle oder planlose Bearbeitung einzelner Symptome eventuell kostbare Therapiezeit mit unpassenden Interventionen verschwendet werden. Im schlimmsten Fall könnten Symptome auch verschlimmert werden. Erklären Sie der Gruppe, dass daher als gute Grundlage für eine effektive psychotherapeutische Behandlung eine gute Anamnese von Symptomen und möglichen auslösenden und aufrechterhaltenden Faktoren sowie die Erarbeitung eines Krankheitsmodells wichtig sind. Ebenso wie beim brennenden Haus ist es in der verhaltenstherapeutischen Psychotherapie für langfristige Erfolge hilfreicher, sich zu Beginn etwas Zeit für das Verständnis und die Planung zu nehmen, um danach bei der Problembearbeitung gezielter und effizienter vorgehen zu können.

Metapher vom brennenden Haus

»Stellen Sie sich vor, die Feuerwehr kommt zu einem brennenden Haus. Eigentlich geht es ja darum, den Brand so schnell es geht zu löschen. Wenn die Feuerwehr jetzt aber direkt anfangen würde zu löschen, könnte es sein, dass sie mit Wasser versucht, einen Ölbrand zu löschen, und das Ganze dadurch nur verschlimmert; oder aber, dass sie Brandherde übersieht und sich immer nur mit einem Teil des Problems beschäftigt. Daher nimmt sich die Feuerwehr zuerst kurz Zeit, um die Brandursache zu klären, eventuell verschiedene Brandherde zu finden und das Vorgehen zu planen. Dafür wird vielleicht auch mit einer Drehleiter von oben auf das Haus geschaut, um eine andere Perspektive einzunehmen.

Um das Feuer zu löschen, ist also ein geplantes und gezieltes Vorgehen wichtig. Nur so kann die Feuerwehr effektiv arbeiten und verhindern, dass sie durch unpassende Methoden Zeit verliert oder das Feuer verschlimmert. Eventuell wird im Laufe der Löscharbeiten auch nachjustiert und die Strategie angepasst.

Genauso ist es bei psychischen Beschwerden. Es ist sehr nachvollziehbar, dass Sie Symptome so schnell es geht loswerden und daher in der Psychotherapie möglichst schnell mit Methoden zur Problemlösung beginnen wollen. Um aber Ihre Beschwerden möglichst gut und nachhaltig behandeln zu können, ist es wichtig, sich zuerst Zeit zu nehmen, um die Beschwerden genau zu verstehen. Dazu gehört eine gute Übersicht über die Problemfelder ebenso wie ein erstes Verständnis für die Ursachen. Und wenn im Verlauf neue Erkenntnisse auftauchen, kann die Behandlung angepasst werden, zum Beispiel dadurch, dass Therapieziele ergänzt oder angepasst werden.«

Die Erhebung von individuellen Symptomen und gezielte Diagnostik sind nicht Teil der Gruppenpsychotherapeutischen Grundversorgung, sondern finden eher in der Einzeltherapie statt. Auch für störungsspezifische Aufklärung über Entstehung und Behandlungsansätze ist in den vier Sitzungen wenig Zeit, da die Gruppe störungsübergreifend angeboten wird und sich auch an Personen richtet, die möglicherweise schon genauer über ihre Diagnose Bescheid wissen. Daher wird zur Verbesserung der Krankheitseinsicht und Veränderungsmotivation in der Gruppenpsychotherapeutischen Grundversorgung eine allgemeine Übersicht über mögliche Faktoren, die bei der Entstehung einer psychischen Erkrankung eine Rolle spielen können, erarbeitet. Hier wird das Vulnerabilitäts-Stress-Modell (Wittchen & Hoyer 2011) als ein allgemeines Krankheitsmodell vorgestellt. Auf dieser Basis können Patientinnen anschließend ein individuelleres Krankheitsmodell für sich ausarbeiten, zuerst in Einzelarbeit und später eventuell in einer individualisierten Einzel- oder störungsspezifischen Gruppentherapie.

Um zur Sammlung von möglichen Auslösern von Symptomen überzuleiten, fragen Sie die Gruppe beispielsweise: »Was glauben Sie, können ganz allgemein Auslöser für eine psychische Erkrankung sein? Welche Faktoren haben bei Ihnen eine Rolle gespielt?« Weisen Sie die Gruppe darauf hin, bei dieser Sammlung nicht zu sehr in persönliche Details zu gehen, sondern stattdessen Überschriften oder Stichworte zu finden. Sammeln Sie alle Antworten stichwortartig auf einem Flipchart. Ordnen Sie die Schlagworte dabei bereits ungefähr aufgeteilt nach Vulnerabilität (unten) und akuten Stressoren (oben) an. Fragen Sie die Gruppe mehrmals, ob es noch mehr Ideen gibt, und geben Sie genügend Zeit zum Nachdenken. Gerade in der ersten Sitzung kann es vorkommen, dass die Teilnehmenden noch sehr zurückhaltend sind und erst zur aktiven Beteiligung motiviert werden müssen. Falls wichtige Themen auch nach mehrmaligem Nachfragen nicht genannt werden (z.B. meist positiv konnotierte Ereignisse wie Hochzeiten, Geburt eines Kindes, neuer Arbeitsplatz), ergänzen Sie diese selbst.

Erklären Sie anschließend die auf dem Flipchart sichtbare Unterteilung in Vulnerabilität (d.h. Veranlagungen und alle Belastungen, die jemand schon »von früher« mitbringt) und akute Stressoren (d.h.

alle aktuellen Belastungen). Hierbei ist es wichtig zu erwähnen, dass es nicht immer eine eindeutige Einteilung gibt, sondern dass anhaltende Umstände, wie beispielsweise eine chronische Erkrankung oder schwierige familiäre Verhältnisse, sowohl als Vulnerabilität als auch als akuter Stressor gewertet werden könnten. Ziel des Modells ist daher weniger eine möglichst korrekte Einteilung von Belastungen als vielmehr die Erstellung einer Übersicht von unterschiedlichen Einflussfaktoren und die Bewusstwerdung der individuellen Belastung.

Beispiele für akute Stressoren:

- Arbeitsbelastung
- Konflikte
- Trennung
- Jobverlust
- Wegfall von Sozialkontakten und anderen Ressourcen
- Kürzlicher Verlust eines Menschen
- Finanzielle Sorgen
- Körperliche Erkrankung (akut)
- Schlafprobleme (akut)
- Mobbing (akut)
- Grundlegende Veränderungen, auch wenn sie gemeinhin positiv konnotiert sind (z. B. Heirat, neuer Job, Geburt eines Kindes, Umzug …)

Beispiele für Vulnerabilität:

- Belastendes familiäres Umfeld (z. B. Armut, körperliche oder verbale Aggression, Vernachlässigung, hoher Leistungsdruck, starke Abwertung)
- Frühe Verluste von Bezugspersonen
- Genetische Veranlagung (z. B. Depression liegt in der Familie)
- Mobbing oder andere schlimme bzw. traumatische Erlebnisse in der Kindheit oder Jugend
- Chronische Belastungen (körperliche Erkrankung, Lebenssituation)
- Regelmäßiger oder exzessiver Substanzkonsum (z. B. Alkohol, Cannabis)
- Depressionsfördernde Einstellungen (z. B. »Ich muss alles allein schaffen«)
- Aspekte des Selbstbildes oder der Persönlichkeit (z. B. starke Selbstunsicherheit, ausgeprägte Gewissenhaftigkeit, hoher Neurotizismus)

Stellen Sie anschließend das Fass-Modell als Metapher für das Vulnerabilitäts-Stress-Modell vor. Zeichnen Sie das Fass am Flipchart auf, sodass die Stichworte für Vulnerabilität unten im Fass und die Stichworte für akute Stressoren am oberen Fassrand stehen. Die Vulnerabilität wird dabei als Füllstand, also einer Wasserlinie innerhalb des Fasses, dargestellt, der je nach Person höher oder niedriger sein kann. Der akute Stress wird durch Regentropfen dargestellt, die zusätzlich von oben in das Fass fallen. Je nachdem, wie voll das Fass bereits durch die Summe an Faktoren der Vulnerabilität ist, kann ein Fass mehr oder weniger zusätzliche akute Belastung aufnehmen, bevor es voll ist und, bildlich gesprochen, überläuft. Je höher die Vulnerabilität eines Menschen, desto schneller läuft das Fass schon bei geringer zusätzlicher Belastung über. Und das Überlaufen des Fasses steht für das Auftreten von psychischen Symptomen. Eine mögliche Skizze für das Fass-Modell finden Sie auf Arbeitsblatt 1.

An dieser Stelle können verschiedene Aspekte zum Krankheitsverständnis aus verhaltenstherapeutischer Sicht erklärt werden. Zu allererst kann der sprichwörtliche »Tropfen, der das Fass zum Überlaufen bringt« eingebracht werden. Bezogen auf psychische Belastungen kann erklärt werden, dass eventuell eine bestimmte Situation oder Belastung, wie ein Streit mit der Partnerin oder eine schlechte Kritik am Arbeitsplatz, letztlich der Auslöser für eine psychische Dekompensation war, aber dass erst die Summe von verschiedenen vorangegangenen Belastungen dazu geführt hat, dass dieser »letzte Tropfen« problematisch wurde. Aus diesem Grund ist nicht nur die Bearbeitung des letztlichen Auslösers in der Psychotherapie relevant, sondern auch die Bearbeitung der anderen akuten Belastungen und der zugrundeliegenden Vulnerabilitäten. Anhand dieser Kombination an belastenden Faktoren wird in einer Einzeltherapie der individuelle Behandlungsplan erstellt.

Weiterhin kann erläutert werden, dass die zugrundeliegende, individuell unterschiedliche Vulnerabilität erklären kann, weshalb verschiedene Personen mit derselben Belastung (beispielsweise der Verlust des Arbeitsplatzes) unterschiedlich gut umgehen können. Abhängig davon, wie voll das Fass bereits ist, das heißt, wie vulnerabel eine Person ist, kann eine zusätzliche Belastung mehr oder weniger gut aufgenommen werden. Eine andere Auslegung des Fass-Modells erklärt, dass verschiedene Personen unterschiedlich große Fässer haben und somit unterschiedliche Mengen an Wasser, also Belastungen, aufnehmen können, bevor sie psychische Beschwerden erleiden.

Als zusätzlichen Aspekt können Sie erklären, dass bei zunehmender Belastung häufig auch körperliche Symptome beziehungsweise psychosomatische Beschwerden auftreten können. Typische Beispiele hierfür sind Tinnitus, Kopf- oder Rückenschmerzen, Schlafprobleme und gastrointestinale Beschwerden (z. B. Reizdarmsymptome). Metaphorisch gesprochen könnte man sagen, dass mit steigendem Wasserpegel beziehungsweise Druck im Fass die physische Belastung zunimmt. Und diese körperlichen Symptome treten meist früher auf oder werden eher wahrgenommen als psychische Symptome wie beispielsweise Depressionen oder Ängste. Dementsprechend können psychosomatische Beschwerden einen Hinweis darauf geben, dass das »Fass voll« ist. Das folgende Zitat gibt eine metaphorische Darstellung der psychosomatischen Zusammenhänge, also der Zusammenhänge zwischen Seele (altgriech.: psyche) und Körper (altgriech.: soma).

> *»Geh du voran«, sagte die Seele zum Körper, »auf mich hört er nicht.« »In Ordnung«, sagte der Körper zur Seele, »ich werde krank werden, dann wird er Zeit für dich haben.«*
>
> *Goethe*

Um verschiedene Ansatzpunkte von verhaltenstherapeutischer Psychotherapie aufzuzeigen und dadurch Veränderungsmöglichkeiten zu verdeutlichen und die Selbstwirksamkeit der Teilnehmenden zu stärken, werden als Nächstes Regulationsmöglichkeiten anhand des Vulnerabilitäts-Stress-Modells erarbeitet. Als Überleitung fragen Sie die Patienten, ob das vorgestellte Modell zeige, dass Belastungen über die Zeit ständig zunehmen und dass jeder Mensch zwangsläufig irgendwann überlastet sei und psychische Symptome erlebe. Manchmal wird diese Frage auch von jemandem aus der Gruppe gestellt. Alternativ können Sie direkt erklären, dass das metaphorische

Fass nicht zwangsläufig irgendwann überlaufen muss, was bedeuten würde, dass jeder Mensch im Laufe seines Lebens irgendwann eine psychische Erkrankung erleiden würde. Dies passiert nicht, da es eine Vielzahl an Regulationsmöglichkeiten gibt, mit denen wir Belastungen ausgleichen können. Diese Regulationsmöglichkeiten setzen an unterschiedlichen Stellen an: Die einen wirken wie ein Deckel über dem Fass, indem sie akute Belastungen verringern; die anderen wirken wie ein Ablaufhahn, der die allgemeine Belastung verringert und sozusagen Druck ablässt. Auch hier gibt es wieder keine ganz eindeutige Einteilung, aber die diversen Ansatzpunkte können Denkanstöße bieten, um vielfältige Strategien zu finden. Fragen Sie die Patientinnen, welche Regulationsmöglichkeiten ihnen einfallen, die sie selbst nutzen oder früher genutzt haben, oder welche sie vielleicht sonst kennen. Schreiben Sie die genannten Strategien in Stichworten auf das Flipchart, so weit wie möglich geordnet nach Strategien zur Reduktion von akutem Stress und Strategien zur Reduktion der Gesamtbelastung.

Beispiele für Stressregulation (Deckel):

- Häufiger Nein sagen
- Eigene Grenzen und Wünsche beachten und kommunizieren
- Aufgaben abgeben
- Konflikte ansprechen und klären
- Arbeitszeit reduzieren bzw. weniger Überstunden machen
- Besseres Zeitmanagement
- Tagesstruktur verbessern
- Mehr Erholungspausen einplanen
- Beratung oder externe Unterstützung bei konkreten Themen aufsuchen (z.B. bezüglich Job, Ausbildung, Schulden, Erziehung, Pflege von Angehörigen, Rechtlichen Aspekten)

Beispiele für Umgang mit Vulnerabilität bzw. Reduktion der Gesamtbelastung (Ablaufhahn):

- Stärkung des sozialen Netzwerks
- Verbesserung der körperlichen Gesundheit und Selbstfürsorge (z. B. Schlaf, Ernährung, Bewegung)
- Reduktion bzw. Abstinenz von Suchtmittelkonsum (z. B. Alkohol, Kaffee, Zigaretten, soziale Medien)
- Ressourcen aufbauen bzw. stärken (z. B. bezüglich Arbeitsplatz, Freizeitgestaltung, Wohnung)
- Aufarbeitung von biografischen Ereignissen bzw. Traumata
- Erlernen von neuen Grundannahmen (z. B. »Ich darf mir Hilfe holen«)

Regulationsmöglichkeiten, die zu beiden Kategorien passen:

- Kompetenzen in der Stress- und Emotionsbewältigung
- Soziale Kompetenzen
- Beziehungsgestaltung verbessern
- Psychopharmakologische Medikation (durch einen entsprechenden Facharzt, z. B. Psychiater oder Neurologin)
- Zugrundeliegende oder begleitende körperliche Erkrankungen untersuchen und behandeln lassen (z. B. Schilddrüsenerkrankung, Bluthochdruck, Diabetes)

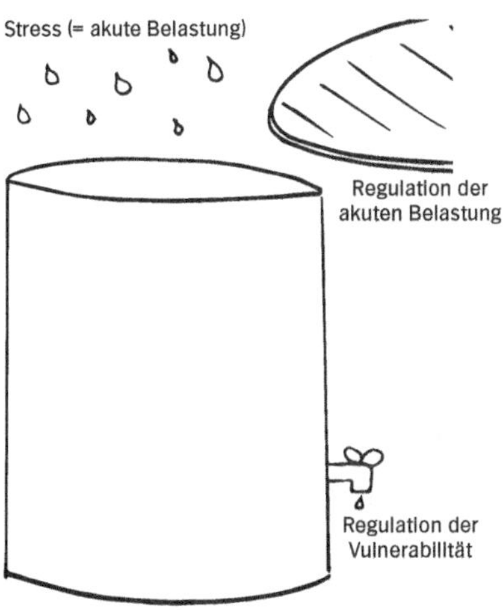

Als Arbeitsblatt finden Sie das Fass-Modell im Anhang 6.1 auf S. 182

Nachdem das Modell mit Beispielen zu akuter Belastung, Vulnerabilität und Regulationsmöglichkeiten gemeinsam am Flipchart erarbeitet wurde, prüfen Sie kurz, ob wichtige Stichworte fehlen. In jeder Gruppe wird das Modell etwas anders aussehen und es werden andere Stichworte genannt werden. Wichtig ist daher nicht die Vollständigkeit, sondern ein guter Überblick über verschiedene Themenfelder. Überprüfen Sie dazu eventuell, ob es Beispiele für körperliche, emotionale, kognitive, soziale und behaviorale Faktoren gibt. Fragen Sie die Patientinnen, ob es noch offene Fragen oder Gedanken zu dem Modell gibt und gehen Sie auf diese kurz ein. Teilen Sie danach die Arbeitsblätter zum Fass-Modell (Arbeitsblatt 1) an alle Teilnehmenden aus und geben Sie ihnen Zeit, um jeweils individuell relevante Faktoren aufzuschreiben. Beenden Sie die Einzelarbeit nach ungefähr zehn Minuten und regen Sie die Patienten an, sich das Modell zu Hause nochmal anzuschauen und bei Bedarf zu ergänzen. Dies ist der erste Hausaufgabenvorschlag der Gruppentherapie. Achten Sie daher besonders darauf, wie Sie die Hausaufgabe formulieren, um einerseits die Wichtigkeit der eigenständigen Arbeit und Reflexion zu betonen, aber andererseits keinen Schulähnlichen Leistungsdruck oder gar Prüfungsangst zu erzeugen. Bitten Sie die Gruppe nach der Einzelarbeit um eine kurze Reflexion. Mögliche Fragen zur Reflexion von Aufgaben und Übungen finden Sie in der nächsten Textbox. Validieren Sie die Eindrücke der Gruppe und beantworten Sie bei Bedarf kurz Fragen. Danach ist es Zeit für eine Pause.

Fragen zur Reflexion einer Aufgabe oder Übung:

- »Wie ging es Ihnen gerade mit der Aufgabe?«
- »Was ist Ihnen bei der Übung aufgefallen?«
- »Gab es Erkenntnisse, die Sie mit uns teilen wollen?«
- »Gibt es eine Frage zu der Übung?«
- »Was nehmen Sie von der Übung mit?«

Nach der Pause wird ein Spiel zum besseren Kennenlernen, vor allem zum Wiederholen der Namen, gespielt. Hierfür sollten Sie ungefähr zehn Minuten einplanen. Gleichzeitig dient es der Aktivierung, was einerseits die Stimmung in der Gruppe auflockern soll und andererseits auch als Anknüpfungspunkt für den zweiten Themenblock der ersten Sitzung, dem Thema Stress, dienen soll. Auch das gegenseitige Vertrauen und die Gruppenkohäsion werden dabei gestärkt, da die Teilnehmenden durch einen wohlwollenden Umgang mit kleinen schambesetzten oder exponierenden Aktionen, wie dem Erfragen von Namen oder Fehlern beim Werfen oder Fangen, bestärkende Erfahrungen miteinander machen können.

Eine mögliche Überleitung kann sein: »Ich würde gern mit Ihnen ein kleines Spiel spielen, das uns allen ein bisschen dabei helfen kann, dass wir uns die Namen besser merken.« Gehen Sie dabei validierend auf möglicherweise ablehnende Haltungen der Patientinnen ein – unserer Erfahrung nach ist es von Vorteil, mögliche Versagensängste oder die allgemeine Abneigung gegen Kennenlern-Spielchen direkt vorab zu benennen und zu normalisieren. Stellen Sie das unten beschriebene Spiel kurz vor und betonen Sie dabei, dass es völlig in Ordnung ist, nochmal die Namen der anderen zu erfragen und dass auch Fehlermachen beim Werfen und Fangen ganz normal ist. Gehen Sie als Gruppenleitung dabei gern, im Sinne des Modell-Lernens, mit gutem Beispiel voran, indem Sie beispielsweise das Säckchen zuerst zu einem Patienten werfen, dessen Namen Sie nochmal erfragen müssen. Geben Sie, wie in der Spielanleitung beschrieben, das erste Säckchen in die Runde. Erinnern Sie die Patienten daran, dass sie die nächste Person, der sie das Säckchen zuwerfen wollen, laut mit Namen ansprechen. Die Patientinnen sollen bei dem Spiel ein bisschen gefordert werden und unter Anspannung geraten, ohne dabei Perfektionismus oder übermäßigen Leistungsdruck zu erzeugen. Denn dieser Zustand wird der Anknüpfungspunkt für den nächsten Themenblock.

Anleitung Wurfsäckchen-Spiel

Material: 4 verschiedenfarbige Wurfsäckchen (z. B. rot, gelb, grün und blau)

Die Gruppenleitung beginnt und wirft das erste Säckchen zu einer Patientin, die sie dabei laut mit Namen anspricht. Das Säckchen wird dann von Person zu Person geworfen, jeder aus der Gruppe (inkl. der Gruppenleitung) kommt genau einmal dran. Der Werfende spricht die nächste Person laut mit Namen an. Alle Teilnehmenden merken sich, von wem sie das Säckchen bekommen haben und zu wem sie es werfen. Wenn alle aus der Runde einmal dran waren, geht das Säckchen zurück zur Gruppenleitung. Wiederholen Sie dieselbe Runde (das heißt genau die gleiche Reihenfolge) noch einmal, damit sich alle das Spielprinzip und die Reihenfolge des ersten Säckchens gut merken. Falls nötig, erklären Sie die Regeln nochmal oder korrigieren Sie die Reihenfolge.

Wenn die Gruppe die erste Reihenfolge ausreichend sicher beherrscht, wird das erste Säckchen zur Seite gelegt, mit dem Hinweis, dass sich alle diese Reihenfolge gut merken sollen, da sie später wieder gebraucht wird. Danach wird das zweite Säckchen nach den gleichen Regeln, aber in anderer Reihenfolge, von einer Person zur nächsten geworfen. Hilfreich, aber nicht zwangsläufig notwendig, ist dabei, wenn jeder Teilnehmende das zweite Säckchen zu jemand anderem wirft als das erste.

Anschließend werden die ersten beiden Säckchen zeitgleich herumgeworfen. Beide Säckchen sollen gleichzeitig im Spiel gehalten werden. Nach einem Stopp der beiden Säckchen (je nach Leistungsfähigkeit und Motivation der Gruppe auch mit einer kurzen Erklärung im laufenden Spiel) wird ein drittes Säckchen hinzugegeben, das im Kreis herumgeworfen werden soll. Auch dabei soll die nächste Person mit Namen angesprochen werden. Nach dieser Erweiterung zirkulieren also drei Säckchen gleichzeitig. Wenn es bis hierher sehr gut läuft, kann noch ein viertes Säckchen im Kreis, entgegengesetzt zum dritten, herumgegeben werden. Wie immer soll auch dabei der Name der nächsten Person genannt werden.

Ziel des Spiels ist es, einige Namen zu lernen, wacher und aktiver zu werden und dazu ein bisschen unter Stress zu geraten (siehe 3.3.5), und gern auch gemeinsam über lustige oder unmögliche Situationen (wenn beispielsweise alle Säckchen gleichzeitig zu einer Person geworfen werden) zu lachen.

Hinweis 1: Es ist kein Problem, sondern sogar gut im Sinne des Modell-Lernens und der Normalisierung von Fehlern, wenn auch Sie als Gruppenleitung Fehler beim Werfen und Fangen machen und Namen nachfragen.

Hinweis 2: Das dritte und vierte Säckchen sollten abhängig davon, wie gefordert die Gruppe von den ersten beiden Säckchen ist, hinzugegeben werden. Gerade bei größeren Gruppen (ab sieben Personen) sollte aber zumindest der dritte Schritt des Spiels gut gelingen, da dann die Wurf-Pausen für die Einzelnen groß genug sind.

3.3.3 Die körperliche Stressreaktion verstehen und bewältigen

Für den nächsten Themenblock, die Erläuterungen und Übung zur körperlichen Stressreaktion und Stressbewältigung, sollten Sie fünfundzwanzig Minuten einplanen. Fragen Sie direkt im Anschluss an das Wurfsäckchen-Spiel (wichtig: keine Pause entstehen lassen – damit die körperliche Aktivierung noch spürbar ist), wenn sich alle Patienten gerade wieder auf ihre Plätze gesetzt haben: »Wie geht es Ihnen jetzt gerade? Beobachten Sie mal Ihren Körper. Was fällt Ihnen auf?« Sammeln Sie Antworten aus der Gruppe und notieren Sie auf dem Flipchart Stichworte oder Beobachtungen, die auf die körperliche Stressreaktion und Konsequenzen daraus Bezug nehmen (siehe Textbox). Wenn die körperliche Aktivierung vermutlich langsam abnimmt oder die Antworten in andere Richtungen gehen, benennen Sie das zweite Thema der Sitzung (Stress, körperliche Stressreaktion) und fragen Sie gezielt danach, was den Teilnehmenden dazu einfällt: »Was verändert sich denn bei Stress alles im Körper?« oder »Wie fühlen Sie sich, wenn Sie akut gestresst sind?«. Nehmen Sie möglichst alle Antworten auf, aber sammeln Sie vor allem Stichworte, die körperliche und kognitive (ggf. emotionale und behaviorale) Merkmale der Stressreaktion beschreiben. Fassen Sie anschließend die wichtigsten Merkmale der körperlichen Stressreaktion zusammen und erklären Sie, dass diese Symptome einer ganz natürlichen und gesunden Aktivierung beziehungsweise körperlichen Reaktion sind. Da das Wurfsäckchen-Spiel sowohl körperlich als auch psychisch »stressig«, das heißt herausfordernd, war, hat der Körper seine Prozesse angepasst, um auf die veränderten Umstände reagieren zu können. Wenn wir alle gelassen und gedanklich noch bei möglichen Auslösern von psychischen Krankheiten oder möglicherweise anderen Themen geblieben wären, hätten wir das Spiel nicht so gut meistern können. Dieses konkrete Beispiel zeigt, wie hilfreich die körperliche Stressreaktion sein kann.

Mögliche Stichworte zur (körperlichen) Stressreaktion

Warm	Aktiver	Schnellere Reaktion
Erhöhter Puls	Wacher	Aufnahmefähiger
Schwitzen	Konzentriert	Verbissen
Schnellere Atmung	Fokussiert	Angespannt
Rote Wangen	Keine Gedanken an andere Dinge	Überforderungsgefühl
Kribbelgefühl		

Erläutern Sie danach den Unterschied zwischen akutem und chronischem Stress. Mögliche Stichpunkte für das Flipchart oder die Psychoedukation finden Sie in der nächsten Textbox. Nehmen Sie dabei Bezug auf das Spiel: Durch unmittelbare Auslöser, wie ein heranfliegendes Säckchen, wurde eine körperliche Bereitschaftsreaktion, also akuter Stress, ausgelöst. Wichtig ist hervorzuheben, dass akuter Stress eine ganz normale und gesunde Reaktion des Körpers ist, die automatisch stattfindet. Wir können diese Reaktion erstmal nicht willentlich beeinflussen, da sie im vegetativen (bzw. autonomen) Nervensystem stattfindet. Erst durch sekundäre Prozesse, wie bewusste Entscheidungen für oder gegen bestimmte Verhaltensweisen oder Bewertungen des Stressors, können wir unseren Stresslevel beeinflussen. Eigentlich ist die Stressreaktion eine Notfallreaktion, um auf Gefahren, wie den evolutionären

Säbelzahntiger oder den abfahrbereiten Bus, reagieren zu können. Akuter Stress ist daher eine gesunde und hilfreiche, automatische Reaktion des Körpers. Normalerweise dauert diese körperliche Stressreaktion ein paar Minuten und wird wieder abgebaut, wenn der Stressor, also der Auslöser, besiegt ist beziehungsweise verschwindet (Hagena & Gebauer 2014).

Erst wenn die Stressreaktion länger anhält – entweder weil wir tatsächlich immer neuen Säbelzahntiger oder davonfahrenden Bussen begegnen oder weil wir uns gedanklich ständig mit »stressigen« Situationen beschäftigen –, wird der Stress chronisch. Die Konsequenzen von chronischem Stress sind ungesund und kräftezehrend, was an den Auswirkungen der Neurotransmitterausschüttungen im Körper liegt. Häufige Konsequenzen von chronischem Stress sind Schmerzen (z.B. Kopfschmerzen), die durch die sympathische Aktivität und die damit erhöhte Muskelspannung entstehen, aber es gibt auch zahlreiche andere Folgen. Den Patientinnen wird vielleicht bekannt sein, dass ein erhöhter Stresslevel bei vielen körperlichen Krankheiten eine Rolle spielt (z.B. Neurodermitis und Asthma; Fries & Kirschbaum 2009) und dass es viele psychosomatische Beschwerden, wie beispielsweise Tinnitus, gibt, bei denen funktionale Stressregulation ein wichtiger Teil der Behandlung ist. Erklären Sie der Gruppe beispielhafte Auswirkungen von chronischem Stress auf die körperliche Gesundheit. Beachten Sie dabei aber, dass dieses Thema im Rahmen dieser Gruppe nicht allumfassend vermittelt werden kann, sondern eher als Gedankenanstoß dienen soll. Auch die hier gegebene Erläuterung zum Thema Stress dient vor allem als Stichwortgeber (wie in den Kapiteln 1.2 und 1.4 erläutert).

Akuter Stress	Chronischer Stress
Von kurzer Dauer (meist ein paar Minuten)	Langanhaltend (Tage, Wochen …)
Sympathikus-Aktivität	Parasympathikus-Aktivität
Kurzfristige Aktivierung des Herz-Kreislauf-Systems	Grundlegende Veränderungen von Körperfunktionen (siehe folgende Tabelle)
Dopamin- und Adrenalin-Ausschüttung	Erhöhter Cortisol-Level
Reaktion auf einen Auslöser (intern oder extern)	Wiederholte oder andauernde Auslöser
Kurzfristig sehr hilfreich	Gesundheitlich belastend
Aktivierend	Kräftezehrend
Notfallreaktion: Angriff oder Flucht	Beeinträchtigung von Stimmung, Konzentration und Schlaf
Unterdrückt Immunsystem-aktivität	Hemmung der Immunantwort (Cytokine, Antikörper, Entzündungsreaktion)
Verringert Stoffwechselaktivität (v. a. Verdauung)	Veränderung des Appetits

Körperliche Folgen von chronischem Stress können sein:

- Muskelverspannungen
- Schlafprobleme
- Bruxismus (Zähneknirschen)
- Infektanfälligkeit (z. B. häufigere und längere Erkältungen)
- Tinnitus, Hörsturz
- Bluthochdruck, Herzrhythmusstörungen
- Hauterkrankungen
- Mehr Magensäure und dadurch Sodbrennen, Magenschleimhautentzündung
- Verstopfung oder Durchfall
- Diabetes (durch dauerhaft erhöhten Cortisol- und damit Insulin-Spiegel)
- Poststress-Syndrom (Symptome, die in Ruhephase nach andauerndem Stress auftreten) aufgrund von Balancestörung von Funktionen im Nerven- und Immunsystem (u. a. Mangel an Noradrenalin)
- Und viele weitere Erkrankungen, die durch chronischen Stress verschlimmert werden können

Erarbeiten Sie anschließend gemeinsam mit der Gruppe Möglichkeiten zum Stress- beziehungsweise Spannungsabbau. Eine Überleitung kann sein: »Auch wenn Sie jetzt gerade hier sind und therapeutische Hilfe brauchen, haben Sie sicherlich trotzdem Strategien, mit denen Sie sich selbst helfen, wenn der Stress zu viel wird.« Sammeln Sie Strategien zum Stressabbau am Flipchart und validieren Sie dabei möglichst unterschiedliche Herangehensweisen. Gehen Sie dabei eventuell auch auf die Auswirkungen einzelner Strategien auf die körperliche Ebene ein (z. B. »Atemübungen verlangsamen die Atmung und damit den Puls. Sie aktivieren den Parasympathikus« oder »Bewegung hilft unserem Körper, die aufgebaute Muskelspannung und Aktivierung abzubauen – denn Stress am Arbeitsplatz durch zu viele Aufgaben bauen wir selten dadurch ab, dass wir wirklich physisch kämpfen oder fliehen, also brauchen wir eine Art Ersatzbewegung«). Auch dysfunktionale, das heißt nicht empfehlenswerte, Strategien (z. B. Rauchen, Süßes essen) dürfen genannt und als Strategie zum Spannungsabbau validiert werden. Zwar haben diese Strategien teilweise schwerwiegende Nachteile, aber es ist im psychotherapeutischen Sinne hilfreich, diese Aktivitäten trotzdem als kurzfristig sehr wirksame Strategie zur Spannungsbewältigung einzuordnen. Denn sich bewusst zu machen, dass beispielsweise Süßigkeiten zur Spannungsreduktion eingesetzt werden, ist der erste Schritt, um anschließend eventuell funktionalere Alternativen zu finden.

Erläutern Sie auch, dass bei vielen Strategien »die Dosis das Gift macht«: Sport kann eine wunderbare Methode zum Stressabbau sein, aber exzessiver Sport oder Sport als einzige Strategie sind auch nicht funktional. Es könnte sogar zu Stress führen, wenn man sich beispielsweise unter Druck setzt, ständig Sport machen zu *müssen*. Gleiches gilt für Pausen: Sich ab und zu eine Erholungspause zu gönnen ist hilfreich und gesundheitsfördernd, aber Belastungen nur noch aus dem Weg zu gehen oder sich ständig auszuruhen, kann langfristig auch schädigend sein. Überprüfen Sie, ob Sie noch wichtige Strategien zum Stressabbau ergänzen wollen. Validieren Sie abschließend alle gesammelten Ideen als Möglichkeiten, Stress zumindest ein wenig zu reduzieren, und damit jedes Mal einen kleinen Beitrag zur eigenen körperlichen und psychischen Gesundheit zu leisten. Gehen Sie gern kurz darauf ein, dass selbstverständlich auch das Ändern äußerer Umstände eine wichtige Strategie zur Stressreduktion sein kann. Wenn um mich herum andauernd schreiende Kinder sind, kann ich wahrscheinlich trotz Atemübungen nicht gut entspannen – und dann ist eine freundliche Bitte an die Kinder oder ein Ortswechsel vermutlich zielführender. Insgesamt gibt es aber viele Methoden, um den eigenen Stresslevel zumindest teilweise zu reduzieren. Und die Kenntnis oder Reaktivierung dieser Strategien kann die Selbstwirksamkeit der Patienten stärken.

Kleine Auswahl an Strategien zum Stressabbau:

Atemübungen	Sich abklopfen oder ausschütteln	Freunde treffen
Sport	Achtsamkeitsübung	Sudoku oder Rätseln
Meditation	Aus dem Fenster schauen	Spazierengehen
Pause machen	Entspannungsübung	Tee trinken
Musik hören	Singen	Musizieren

Leiten Sie als Nächstes zur Spannungskurve über, beispielsweise wie folgt: »Um zu wissen, wann man die eben gesammelten Strategien nutzen kann, müssen wir erstmal erkennen, *dass* beziehungsweise *wann* wir gestresst sind.« Erläutern Sie daher die Methode der Selbstbeobachtung als eine zentrale Intervention der Verhaltenstherapie und als einen wichtigen Schritt zur Veränderung. Erst durch das gezielte Beobachten von bestimmten Verhaltensweisen oder Zuständen können wir den Status quo genau erfassen, ähnlich wie bei der Metapher des brennenden Hauses. Erst wenn man merkt, *dass* man gestresst ist, kann man auch etwas dagegen tun. Erläutern Sie am Flipchart die Spannungskurve mit ihren Achsen (x-Achse: zeitlicher Verlauf, y-Achse: Anspannung bzw. Stresslevel). Die y-Achse kann dabei entweder von null bis zehn oder bis hundert gehen. Beide Skalen haben ihre Vorteile. Wir haben uns aufgrund der feineren Unterscheidungsmöglichkeiten für die 0-100-Skala entschieden.

Fragen Sie eine Patientin oder einen Patienten, wo sie oder er sich gerade auf der Skala einordnen würde und helfen Sie dabei, eine möglichst konkrete Zahl als Antwort zu bekommen (z. B. 55). Tragen Sie diesen Wert ungefähr auf der Skala am Flipchart ein. Fragen Sie einige andere Teilnehmende und tragen Sie auch diese Antworten auf dem Grafen ein. Dieser erste Schritt soll zunächst nur die unterschiedlichen derzeitigen Selbsteinschätzungen darstellen. Fragen Sie dieselben Patienten, wie sie im Vergleich zu jetzt ihre Anspannung heute am Morgen nach dem Aufstehen (oder vor Beginn der Gruppensitzung) einschätzen würden (höher, niedriger, gleich). Leiten Sie die Patientinnen dazu an, die Unterschiede in der Anspannung an körperliche Merkmale zu knüpfen: »Woran machen Sie fest, dass Sie jetzt weniger gestresst sind?« oder »Wo in Ihrem Körper merken Sie die stärkere Anspannung?«. Betonen Sie, dass es keine »richtigen« oder »falschen« Antworten gibt und dass auch der Vergleich mit anderen unwichtig ist, sondern dass die Einordnung auf der Skala vor allem dem Kennenlernen von Unterschieden im persönlichen Stresslevel dienen soll. An dieser Stelle können Sie auch darauf eingehen, dass das Erleben einer bestimmten Situation (z. B. der Gruppensituation) und auch die körperlichen Merkmale von Stress sehr individuell sind. Als weiteren Hinweis können Sie anführen, dass es bei der *Selbst*beobachtung nicht um die Einschätzung der äußeren Situation geht (»Eigentlich ist doch gar nichts los« oder »Ich habe zwar viel zu tun, aber ich kriege das schon hin«), sondern um die Einschätzung der eigenen, körperlichen Stressreaktion.

Teilen Sie das Arbeitsblatt zur Spannungskurve aus (Arbeitsblatt 2), sodass jeder die aktuelle Anspannung eintragen kann. Geben Sie als Hausaufgabe, die eigene Anspannung über den Verlauf eines Tages möglichst häufig zu protokollieren. Wer mag, könnte auch mehrere Tage miteinander vergleichen, zum Beispiel durch verschiedenfarbige Eintragungen. Weisen Sie darauf hin, dass ein nachträgliches Eintragen auf der Spannungskurve am Abend oder am Ende der Woche wenig hilfreich ist, da es schwierig ist, dann genau zu rekonstruieren, wie angespannt man zu bestimmten vergangenen Zeitpunkten war. Stattdessen sollte das Arbeitsblatt mindestens einen Tag lang griffbereit mitgeführt werden, um zu unterschiedlichen Zeitpunkten direkt die aktuelle Anspannung protokollieren zu können.

Zentrale Inhalte aus Sitzung 1:

- Verhaltenstherapeutische Psychotherapie beginnt mit dem Erheben und Verstehen der Symptomatik
- Vulnerabilitäts-Stress-Modell (Fass-Modell) als ein Krankheitsmodell
- Meist spielen diverse Belastungen eine Rolle – das heißt, es gibt auch viele Ansatzpunkte
- Akuter Stress ist eine automatische, hilfreiche Reaktion des Körpers
- Chronischer Stress ist ungesund, deshalb ist regelmäßiger Spannungsabbau wichtig
- Selbstbeobachtung ist ein wichtiger Baustein der Verhaltenstherapie auf dem Weg zur Veränderung

Schließen Sie die Sitzung inhaltlich ab und fassen Sie eventuell die zentralen Inhalte der beiden Themenblöcke nochmal zusammen. Gehen Sie dann über zum Check-out, den Sie beim ersten Mal etwas ausführlicher anleiten und moderieren können als bei den nächsten Sitzungen; planen Sie hierfür fünfzehn Minuten ein. Geben Sie die Check-out-Fragen in die Gruppe und fragen Sie zusätzlich, ob die Erwartungen der Patientinnen bisher mit der Gruppe übereinstimmen. Falls es große Diskrepanzen geben sollte, haben Sie jetzt noch die Möglichkeit, Missverständnisse aufzuklären oder gegebenenfalls Lösungen zu finden. Nutzen Sie diese erste Reflexion der Gruppenarbeit auch, wenn Sie den Eindruck haben, dass bestimmte Gruppenregeln mehr Beachtung bekommen sollten oder wenn Sie sich mehr Beteiligung wünschen. Zum Ende der ersten Sitzung haben wir gute Erfahrungen mit dem Ein-Wort-Abschluss gemacht. Teilen Sie das Handout aus – und schon haben Sie die erste Sitzung und damit ein Viertel der Gruppenpsychotherapeutischen Grundversorgung erfolgreich hinter sich gebracht.

3.4 Sitzung 2

Die zweite Sitzung kann als hundertminütige Gruppeneinheit zeitlich wie in nachfolgender Tabelle strukturiert werden. Die Zeitangaben können Sie bei Bedarf anpassen, die Zeit sollte jedoch ungefähr ausgewogen über beide Themenblöcke verteilt werden. Weitere Hinweise zur zeitlichen Einteilung und gegebenenfalls inhaltlichen Ergänzungen finden Sie auch in den Kapiteln 1.6 und 7. Im Cheat Sheet zu dieser Sitzung können Sie wieder die Uhrzeiten für Ihre eigene Zeitplanung eintragen.

Dauer	Inhalt	Methode
15 min	Check-in	Blitzlichtrunde(n)
35 min	Wie beeinflusst man Gefühle?	Modell Dreieck Gefühle-Verhalten-Gedanken, Depressionsspirale, Psychoedukation zur körperlichen Ebene, körperliche Übungen, Imaginationsübung
10 min	Pause	
35 min	Einfluss von Gedanken	Psychoedukation (ca. 15 min) und Übung (Aufstellung, ca. 20 min) mit Reflexion zum ABC-Modell (HA*)
15 min	Check-out	Kurzes Feedback, Reflexion

* HA = Hausaufgabenvorschlag

3.4.1 Wie können wir beeinflussen, wie es uns geht?

In diesem Block geht es um den Zusammenhang zwischen Gefühlen, Verhalten, Gedanken und dem Körper. Der Fokus liegt auf dem Verstehen dieser reziproken Zusammenhänge, die einerseits die Entstehung von psychischen Symptomen und depressiven Verstimmungen erklären können und andererseits Ansatzpunkte für Veränderungen bieten. Als Überleitung können Sie auf das Thema Stress aus der letzten Sitzung Bezug nehmen. Fragen Sie die Teilnehmenden, was sie tun, um ihre Stimmung oder ihre Gefühle zu verbessern. Validieren Sie dann genannte Strategien und ordnen Sie diese in das Dreieck Verhalten – Gefühle – Gedanken ein, das Sie parallel auf dem Flipchart aufzeichnen können. Wenn beispielsweise eine Teilnehmerin sagt: »Mir hilft es immer, Musik zu hören«, dann paraphrasieren Sie die Tätigkeit Musikhören als Verhalten und benennen Sie den positiven Einfluss dieser Verhaltensweise auf die Stimmung. Fragen Sie auch gezielt nach den fehlenden Interaktionen und achten Sie dabei besonders auf Beispiele für positive Wechselwirkungen. Negative Wechselwirkungen (z.B. »Wenn ich mir Sorgen mache, geht es mir schlechter« als Beispiel für die negative Auswirkung von Gedanken auf die Stimmung) dürfen aber auch validiert und gesammelt werden.

Beispiele für Interaktionen:

- Wenn ich schöne Musik höre, geht es mir besser (Verhalten → Gefühl)
- Wenn ich mich zurückziehe, fühle ich mich einsam (Verhalten → Gefühl)
- Wenn ich an meinen letzten Urlaub denke, geht es mir besser (Gedanken → Gefühl)
- Sorgen über die Zukunft machen mich ängstlich (Gedanken → Gefühl)
- Wenn ich fröhlich bin, gehe ich eher auf andere Menschen zu (Gefühl → Verhalten)
- Wenn ich traurig bin, denke ich an frühere traurige Erlebnisse (Gefühl → Gedanken)
- Ich liefere einen Projektbericht ab, bekomme dafür Lob und ich denke »Meine Chefin findet meine Arbeit gut«, ich bin stolz (Verhalten → Gedanken → Gefühl)

Fragen Sie die Gruppe, ob man Gefühle *direkt* beeinflussen kann. Eventuell werden Antworten gegeben, die allerdings doch Gedanken oder Verhaltensweisen als Mediatoren beinhalten. Es wäre auch ein Wunder, wenn jemand einen Weg gefunden hätte, direkt, wie über einen Drehschalter, Gefühle zu regulieren. Erklären Sie, dass man Gefühle nur über »Umwege«, das heißt über Gedanken oder über Verhaltensweisen, beeinflussen kann und nutzen Sie dafür das eben erarbeitete Dreieck. Es ist daher hilfreich zu wissen, über welche Wege unsere Stimmung beeinflusst wird und mittels welcher Strategien wir auch aktiv unsere Stimmung verändern können.

Hinweis: Die Begriffe Stimmung, Emotion und Gefühl werden hier austauschbar verwendet, um Patientinnen nicht mit Informationen zu überfordern. Wichtig ist an dieser Stelle der Zusammenhang zwischen der emotionalen Ebene und der Verhaltens- und der Gedankenebene. Im späteren Themenblock »Gefühle« in 3.5.1 kann auf die verschiedenen Bedeutungen genauer eingegangen werden. Falls es sich aber ergibt, ist die Klärung, insbesondere die Unterscheidung zwischen einer länger anhaltenden Stimmung und relativ kurzen und meist intensiveren Emotionen, selbstverständlich auch schon in diesem Modul möglich.

Stellen Sie als Nächstes die Spirale der Depression (Pitschel-Walz et al. 2017) vor. Anhand eines Patientenbeispiels können Sie am Flipchart erläutern, wie eine einzige Verhaltensweise, ein Gedanke oder ein Gefühl schrittweise in eine depressive Stimmung führen kann. Zeichnen Sie dazu am besten auch eine Skizze einer Abwärtsspirale auf. Ein Beispiel könnte sein: »Wenn ich schlecht geschlafen habe, gehe ich nicht zum Sport [Verhalten] und dann bin ich weniger ausgeglichen [Stimmung] und denke mir, dass ich wieder faul bin [Gedanke]. Dann esse ich aus Frust zu viel Süßes [Verhalten], aber dann fühle ich mich noch schlechter [Gefühl, evtl. mit einem zwischengeschalteten Gedanken].« Ein wichtiger Lernaspekt ist hierbei, dass depressive Stimmung selten plötzlich und »aus dem Nichts heraus« entsteht, auch wenn es sich so anfühlt. Stattdessen führt eins zum anderen, sodass eine Abfolge an Gedanken, Verhaltensweisen und Emotionen entsteht. Meist nehmen wir diese Spirale aber nicht so wahr, da vieles davon automatisch und unbewusst abläuft. Daher ist es hilfreich, sich diese Schritte bewusst zu machen, um zuerst besser zu verstehen, was in solchen Momenten passiert, und sich weniger ausgeliefert zu fühlen. Dieses Wissen ist auch die Basis dafür, um die depressive Spirale zu stoppen und wieder aus der gedrückten Stimmung herauszufinden.

Erklären Sie, dass die gleiche Spirale, die eine depressive Stimmung erzeugen kann, auch dazu genutzt werden kann, um wieder in eine bessere Stimmung zu kommen. Metaphern von einem Loch, in das man gefallen ist, oder einem Berg, den es zu erklimmen gilt, können illustrieren, dass es so gut wie unmöglich ist, »mit einem großen Sprung« wieder obenauf und gut gelaunt zu sein. Stattdessen sind einzelne, kleine Schritte notwendig, die wiederum den nächsten Schritt ermöglichen oder erleichtern. Fragen Sie die Teilnehmenden, was ein erster kleiner Schritt sein könnte, der einen aus einer depressiven Stimmung herausholen kann. Betonen Sie, dass wirklich kleine Dinge ausreichen, wie zum Beispiel sich etwas Einfaches zum Essen zu machen, sich zu duschen, einen Freund zu kontaktieren oder einmal zum Briefkasten oder um den Block zu gehen. Wählen Sie ein Beispiel und erarbeiten Sie davon ausgehend, wie eine Aufwärtsspirale aussehen könnte. Beispielsweise würde eine kleine positive Aktivität einen positiveren Gedanken (»Endlich habe ich wenigstens *etwas* geschafft!«) oder eine leicht verbesserte Stimmung hervorrufen. Das wiederum könnte dazu motivieren, eine nächste positive Aktivität umzusetzen (z.B. etwas Sport machen, sich mit jemandem verabreden) oder eine kleine Pflicht (z.B. einkaufen, E-Mails überprüfen) zu erledigen. Wiederholen Sie, dass kleine Veränderungen ausreichen, um diese Aufwärtsspirale in Gang zu setzen. Es geht nicht darum, auf einmal den ganzen Stapel liegengebliebener Erledigungen zu schaffen, um die Depression zu besiegen. Stattdessen sollte es das Ziel sein, über kleine Veränderungen auf der Verhaltens- oder Gedankenebene die Stimmung wenigstens ein wenig, und erstmal momentan, zu verbessern.

Wenn es zu der Depressions- und der Aufwärtsspirale keine Fragen mehr gibt, leiten Sie eine kurze Imagination an. Die Übung sollte nur ein paar Minuten gehen, um den Patienten einen kurzen und leichten Einstieg in diese Art der Interventionen zu geben. Den Text finden Sie in nachfolgender Textbox. Lesen Sie den Text ruhig und langsam vor. Machen Sie während der Anleitung, vor allem im Hauptteil, genügend Pausen zwischen Sätzen, damit die Gruppe Zeit hat, sich auf ihre Sinneswahrnehmungen zu konzentrieren und ein möglichst lebendiges Bild vor dem inneren Auge entstehen zu lassen. Versuchen Sie vielleicht selbst, ein inneres Bild entstehen zu lassen und die Übung auch mitzumachen. Oder schauen Sie auf die Uhr und lassen Sie zwischen den einzelnen Sätzen mindestens fünf Sekunden verstreichen. Um den Patientinnen jedoch auch genügend Anleitung in ihrer wahrscheinlich ersten Imaginationsübung zu geben und zu verhindern, dass sie gedanklich abdriften, sollte die

Übung nicht allzu lange dauern und Pausen zwischen den Sätzen sollten nicht zu lang werden (maximal eine Minute). Diese Anleitung soll erst einmal, wie alle anderen Übungen in diesem Manual auch, einen ersten Eindruck von Imaginationsübungen vermitteln und die vielfältigen Methoden der Verhaltenstherapie aufzeigen.

Imaginationsübung

[Einleitung] »Setzen Sie sich bequem, aber aufrecht hin. Stellen Sie beide Füße auf den Boden, sodass Sie den Kontakt zum Boden gut wahrnehmen können. Schließen Sie gern die Augen, oder schauen Sie auf einen Punkt vor sich auf dem Boden, wo Sie gerade nicht abgelenkt werden. Nehmen Sie ein paar tiefe Atemzüge. Kommen Sie mit der Aufmerksamkeit bei sich an. Wenn Geräusche oder andere Störungen auftreten, nehmen Sie diese kurz wahr, aber lassen Sie sie dann vorbeiziehen, wie Wolken am Himmel oder wie Blätter auf einem Fluss.«

[Imagination] »Erinnern Sie sich jetzt an einen schönen Moment, den Sie erlebt haben, in dem es Ihnen richtig gut ging. Vielleicht an einen Urlaub, einen Besuch von jemandem oder einen ganz kleinen Glücks- oder Genussmoment. Das kann vor kurzem passiert sein oder auch länger zurückliegen. Hauptsache ist, dass Sie sich erinnern können, wie gut es Ihnen ging. Es braucht auch kein großes Ereignis zu sein. Wählen Sie einfach den ersten Moment, der Ihnen einfällt, in dem es Ihnen gut ging.

Schauen Sie mal, wo Sie da waren. Waren Sie allein? Mit anderen? Welche Personen waren noch da? Was ist um Sie herum? Was sehen Sie? Wie ist die Temperatur? Gibt es irgendwelche Geräusche? Liegt vielleicht ein Geruch in der Luft oder haben Sie einen bestimmten Geschmack im Mund? Und woran merken Sie körperlich, dass es Ihnen gut geht in dieser Situation? Genießen Sie das Gefühl, das Sie damals hatten – dass es Ihnen richtig gut geht.« [An dieser Stelle gern länger Zeit lassen, z. B. 20 bis 45 Sekunden.] »Tauchen Sie richtig ein in die Erinnerung und das angenehme Gefühl.« [Wieder länger Zeit lassen, z. B. 20 bis 45 Sekunden.] »Nehmen Sie das Gefühl ganz in sich auf.« [Wieder länger Zeit lassen, z. B. 20 bis 45 Sekunden.]

> [Abschluss] »Lassen Sie dann das Bild wieder langsam im Nebel der Erinnerung verschwinden. Achten Sie nochmal auf Ihre Atmung und nehmen Sie ein paar tiefe Atemzüge. Bewegen Sie Hände und Füße ein wenig und strecken sich, wenn Sie wollen. Kommen Sie dann langsam, in Ihrem eigenen Tempo, wieder mit der Aufmerksamkeit zurück in diesen Raum und öffnen Sie die Augen.«

Fragen Sie die Patienten anschließend, wie sie die Übung empfunden haben und wie es ihnen jetzt gerade geht. Paraphrasieren Sie bei der Reflexion vor allem die Verbesserung der Stimmung. Falls unangenehme Gefühle auftauchen (z.B. Wehmut, Trauer) validieren Sie auch diese. Explorieren Sie eventuell kurz gemeinsam mit der Patientin, woher diese kommen. Überprüfen Sie, ob die unangenehmen Gefühle sekundär sind, das heißt, dass zuerst doch Freude oder ein anderes angenehmes Gefühl erlebt wurde, aber dass durch eine Bewertung (vielleicht »Ich vermisse diese Person« oder »Das wird nie mehr so sein«) direkt im Anschluss ein zweites Gefühl aufgetaucht ist. Verweisen Sie dann auf das Thema Gefühle, das später in der Gruppentherapie bearbeitet wird, und wo Fragen zum Thema Gefühle einen Platz finden können. Machen Sie die Gruppe darauf aufmerksam, dass die durch die Imagination erzeugten (angenehmen) Gefühle jetzt im Moment erlebt werden, auch wenn die Übung ein Ereignis beinhaltet, das in der Vergangenheit liegt. Diese Imagination stellt daher ein Beispiel dar, wie bewusst gesteuerte Gedanken die aktuelle Stimmung schnell und unkompliziert positiv beeinflussen können. Imaginationen können somit wie kleine Erholungspausen aus dem Alltag genutzt werden.

Leiten Sie dazu über, dass auch der Körper in dem Zusammenhang zwischen Verhalten, Gedanken und Gefühlen selbstverständlich eine Rolle spielt. Im Körper werden Emotionen erlebt und durch ihn führen wir Aktivitäten aus und haben Gedanken. Den Zusammenhang des körperlichen Wohlbefindens mit der Stimmung sehen wir sehr deutlich, wenn wir Schmerzen haben oder krank sind: dann ist meist automatisch auch unsere Stimmung gedrückt. Es gibt aber auch in der entgegengesetzten Richtung viele Möglichkeiten, positiven Einfluss auf den Körper zu nehmen. Sammeln Sie mit der

Gruppe Beispiele dafür, welche Strategien auf körperlicher Ebene dabei helfen können, dass es einem besser geht.

Beispiele für positive Beeinflussung auf der körperlichen Ebene:

Entspannungsübungen	Körperpflege	In der Natur sein
Sport	Ausreichend trinken	Düfte
Leichte Bewegung	Gesund und ausreichend essen	Autogenes Training
Pausen machen	Genuss (z. B. beim Essen)	PMR
Atemübungen	Ausreichend schlafen	Aufrechte Körperhaltung
Massagen	Meditation	Lächeln

Nach der gemeinsamen Sammlung stellen Sie noch fehlende Übungen vor, die Sie gemeinsam mit der Gruppe ausprobieren. Beispielsweise können Sie eine kurze Übung zur Einführung in das Grundprinzip der Progressiven Muskelentspannung (PMR) nach Jacobson anleiten (siehe Kapitel 8.3). Andere Möglichkeiten sind Übungen zur Aktivierung (siehe Kapitel 8.2), zum Beispiel über das Abklopfen der großen Muskeln (Beine, Arme, Gesäß) oder die Bleistift-Übung zur Aktivierung der Lächel-Muskeln (Epstein et al. 2016). Erläutern Sie den Zusammenhang zwischen bestimmten Körperhaltungen und entsprechenden Stimmungen. Beispielsweise haben wir bei Angst und Unsicherheit die Neigung, uns zusammenzukauern, den Kopf zu senken und die Schultern hochzuziehen. Die entgegengesetzte Körperhaltung, sich aufrichten und geradeaus zu schauen, kann dabei helfen, sich stärker und selbstsicherer zu fühlen. Damit ist selbstverständlich nicht gemeint, dass eine Veränderung der Körperhaltung grundlegende und anhaltende psychische Beschwerden heilen kann. Aber kleine gezielte Veränderungen können, wie bei der Spirale der Depression, kleine Verbesserungen in der momentanen Stimmung bewirken. In den Büchern von Claudia Croos-Müller und der dazugehörigen kostenlos verfügbaren App »Body2brain«, werden diverse Übungen und insbesondere auch die Wirkweise vorgestellt, die sich gut zur selbstständigen Umsetzung eignen (Croos-Müller 2017). Es gibt aber auch viele andere Trainings, Apps und Video-Anleitungen, in denen Übungen zur Entspannung und Aktivierung vermittelt werden.

Fassen Sie anschließend die verschiedenen Strategien auf der körperlichen Ebene zusammen und erklären Sie die Wirkmechanismen: Bewegung und aktive Entspannungsübungen können Stress abbauen und Glückshormone ausschütten. Durch Methoden wie Atemübungen kann unmittelbarer Einfluss auf Prozesse genommen werden, die Teil einer emotionalen Reaktion sind (z. B. verlängerte Ausatmung anstelle der schnellen und flachen Atmung bei Angst). Selbstfürsorge, wie zum Beispiel durch Bewegung, Ruhe oder leckeres und gesundes Essen, führt nicht nur zur Befriedigung körperlicher Grundbedürfnisse, sondern kann auch den eigenen Selbstwert positiv beeinflussen. Hier wirkt das Prinzip der kognitiven Dissonanz: Wenn ich mich gut behandle, dann ist das widersprüchlich zu einem geringen Selbstwert oder einer negativen Selbstwahrnehmung (z. B. »Ich bin es nicht wert, gut behandelt zu werden«). Um diese Dissonanz aufzulösen, muss ich entweder mein Verhalten ändern oder aber meine Kognitionen. So kann regelmäßige Selbstfürsorge auch dazu beitragen, positivere Kognitionen über sich selbst zu entwickeln.

Klären Sie auch über den positiven Einfluss der Natur auf unsere Stimmung auf. Bereits Zimmerpflanzen oder das Anschauen von Natur können unser Wohlbefinden und Heilungsperspektiven verbessern (z. B. Sudimac et al. 2022, Khan et al. 2016, Retzlaff-Fürst & Pollin 2022). Und auch Gerüche und Geräusche aus der Natur sind evolutionär bedingt eine Wohltat für Menschen, sodass sogar ein spontaner Aufenthalt im Grünen, wie sich auf eine Parkbank zu setzen, die Stimmung heben kann. Allgemein haben wohltuende Gerüche, wie Zitrusdüfte oder Gerüche, die mit angenehmen Erinnerungen verknüpft sind, eine sehr unmittelbare Wirkung auf unsere Stimmung. Das liegt daran, dass Gerüche direkt im limbischen System verarbeitet werden, im Gegensatz zu allen anderen Sinneseindrücken, die erst durch den Thalamus gelangen. Dadurch wirken sich Gerüche viel schneller auf unser Gefühlsleben aus als andere Sinneseindrücke.

Streng genommen wird mit diesen Methoden auf körperlicher

Ebene die Stimmung ebenfalls über die Verhaltensebene verändert, beispielsweise durch den Gang in den Park oder die bewusste Steuerung der Atemfrequenz. Daher können die eben genannten Strategien im oben vorgestellten Dreieck auch dem Verhalten zugeordnet werden. Trotzdem kann die körperliche Ebene als zusätzliche Ebene in der Verhaltenstherapie eingeführt werden. An dieser Stelle können Sie auch kurz die Entwicklung der Verhaltenstherapie vorstellen. Nach dem anfänglichen Fokus auf der Manipulation von Verhalten (u. a. B. F. Skinner und Konditionierung als Stichworte) wurde in der zweiten Welle die Kognition, also die Ebene der Gedanken, hinzugefügt (u. a. A. T. Beck mit Denkfehlern und das ABC-Modell nach A. Ellis, das später vorgestellt wird). In der dritten Welle werden Emotionen (u. a. in der Akzeptanz und Commitment (ACT)-Therapie nach Hayes), aber auch der Körper vermehrt berücksichtigt (u. a. PMR nach Jacobsen und in der Mindfulness-Based Stress Reduction (MBSR) nach Kabat-Zinn; Kabat-Zinn 2003, Kabat-Zinn 2005). Der Körper wird zwar nicht in jeder verhaltenstherapeutischen Psychotherapie gleichermaßen einbezogen, aber für Patientinnen sind Strategien, die auf die körperliche Ebene abzielen, meist leichter allein und ohne therapeutische Unterstützung umzusetzen. Das bewusste Einflussnehmen auf den Körper kann die Stimmung verbessern und auch Gedanken verändern. Daher ist die Einführung solcher Übungen eine gute Hilfe zur Selbsthilfe vor Beginn einer weiterführenden Einzel- oder Gruppentherapie.

Klären Sie mögliche offene Fragen und schließen Sie den Themenblock ab. Dann steht eine Pause an, in der die Patienten vielleicht die eben besprochene Strategien zur Steigerung des Wohlbefindens ausprobieren können. Und auch Sie als Gruppenleitung haben sich eine Pause und ein wenig Selbstfürsorge verdient.

3.4.2 Der Einfluss von Gedanken: Das ABC-Modell

In diesem Themenblock wird das ABC-Modell nach Ellis (Linden & Hautzinger 2008) vorgestellt. Als Überleitung können Sie Situationen heranziehen, in denen man eventuell stark emotional reagiert, ohne aber zu verstehen, weshalb. Oder auch Situationen, in denen man immer ähnlich reagiert, ohne den Grund für dieses Muster zu verstehen. Möglich sind auch Situationen, in denen eine andere Person ganz anders reagiert als man selbst, sodass man möglicherweise Unverständnis erfährt oder die eigene Reaktion anzweifelt. Stellen Sie das ABC-Modell vor, indem Sie zuerst eine Situation benennen, die als *activating situation* oder auslösende Situation (A) dient. Schreiben Sie als Nächstes mögliche Konsequenzen (C, *consequences*) auf das Flipchart, die verschiedene Personen zeigen könnten, insbesondere Verhaltensweisen oder Gefühle. Fragen Sie dann die Gruppe, was dazwischen (zwischen dem A und dem C) passieren könnte, dass die Reaktionen bei derselben Situation so unterschiedlich ausfallen können. Erläutern Sie dann, dass das (B) in der Mitte des Modells für *believes*, also Bewertungen oder Gedanken, steht. Verwenden Sie den Vergleich mit einer Black Box, in der meist gut versteckt die Erklärung für die diversen Reaktionen, beziehungsweise Konsequenzen, steckt. Unsere Gedanken beeinflussen also, wie wir eine Situation erleben, und damit, welche Konsequenzen wir auf Gefühls- und Verhaltensebene erleben.

Erläutern Sie, dass diese Bewertungen meist schnell und automatisch ablaufen, sodass diese gedanklichen Vorgänge uns in den meisten Fällen nicht bewusst sind. Es ist im Alltag auch grundsätzlich hilfreich, dass wir automatische Einordnungen von Situationen vornehmen, da wir bei bewussten Analysen jeder einzelnen Situation so langsam wären, dass wir unseren Alltag nicht mehr bewältigen könnten. Unbewusst ablaufende kognitive Prozesse sind daher überlebenswichtig. Allerdings können in diesen automatischen Prozessen auch Gründe liegen, die unser Verhalten oder unsere Gefühle negativ beeinflussen. Daher lohnt es sich, diese Black Box einmal genauer zu untersuchen.

Laden Sie die Patientinnen zu einer gemeinsamen Übung ein. Nehmen Sie sich hierfür ungefähr fünfzehn bis zwanzig Minuten Zeit. Der Ablauf der Übung ist in der nächsten Textbox beschrieben. Seien Sie bei der Anleitung direktiv, um den Zweck und die Struktur der Übung nicht aus den Augen zu verlieren. Lassen Sie die Gruppe aber gleichzeitig möglichst aktiv mitentscheiden und mitgestalten, welche Situation analysiert werden soll und was mögliche Bewertungen sein könnten. Animieren Sie die Teilnehmenden zu Kreativität – die ABC-Analyse ist kein Werkzeug zur Suche nach der »richtigen« Bewertung. Das Modell soll an dieser Stelle vor allem aufzeigen, welche unterschiedlichen Möglichkeiten es auf kognitiver Ebene gibt, mit Situationen umzugehen.

Aufstellung des ABC-Modells

1. Suchen Sie eine Situation aus, die anhand des ABC-Modells analysiert werden soll. Idealerweise nutzen Sie ein Beispiel der Patienten. Dabei ist beinahe jede Situation geeignet. Andernfalls nehmen Sie ein klassisches Beispiel, wie »Warten an der U-Bahn, die mal wieder viel zu spät kommt«.
2. Formulieren Sie die Situation möglichst konkret, einfach und eindeutig. Achten Sie darauf, dass es *eine* spezifische Situation ist und noch keine Bewertung darin enthalten ist. Es kann hilfreich sein, sich vorzustellen, wie eine Kamera oder ein neutraler Journalist diesen Moment dargestellt hätten. Anstelle von »Mein Partner nimmt einfach keine Rücksicht auf mich« könnte zum Beispiel »Gestern Abend wollte ich mein Buch lesen und mich entspannen, aber mein Partner hat im selben Raum angefangen, laut zu telefonieren« als Ausgangssituation gewählt werden.
3. Bitten Sie einen Patienten als Fokuspatienten (bestenfalls jemanden mit einem eigenen Beispiel), sich in den Raum zu stellen und diese Situation in ein oder zwei Sätzen zu beschreiben (das A im Modell). Nehmen Sie hier gern mögliche Befürchtungen vorweg: Es geht bei dieser Übung nicht um schauspielerisches Talent, die Sätze werden gemeinsam erarbeitet und die Personen in der Mitte werden während der Übung von der Gruppe und der Therapeutin unterstützt.
4. Überlegen Sie als Nächstes mit der Gruppe, was typische Gedanken (das B im Modell) in dieser Situation sein könnten (wenn es ein Patientenbeispiel ist: Was könnte der Patient in dieser Situation gedacht haben?). Bitten Sie zwei weitere Patienten (Nr. 2 und 3, siehe nachfolgende Skizze), sich neben den Fokuspatienten zu stellen, und diese Gedanken aufzusagen.

5. Bitten Sie eine weitere Patientin (Nr. 4), sich hinter Nr. 2 und 3 aufzustellen. Wenn die Situation und die Gedanken aufgesagt werden, ist es ihre Aufgabe, dabei gut in sich hinein zu spüren und auf die eigene emotionale und körperliche Reaktion zu achten (das C im Modell).
6. Leiten Sie den Fokuspatienten an, die Situation kurz zusammenzufassen (ein oder zwei Sätze!). Direkt im Anschluss benennt Patient Nr. 2 den eben formulierten Gedanken. Wiederholen Sie diesen Ablauf drei- oder viermal und bitten Sie Patientin Nr. 4, dabei auf die eigene Reaktion zu achten. Fragen Sie sie anschließend, wie es ihr gerade geht: Welche Gefühle tauchen auf, wie fühlt sie sich körperlich, gibt es einen Handlungsimpuls?
7. Reflektieren Sie diese Reaktion kurz mit der Gruppe. Gab es noch andere Empfindungen beim Ansehen der kurzen Szene? Wie ging es dem Fokuspatienten, welche Gefühle oder Impulse hatte er?
8. Wiederholen Sie den Ablauf aus Schritt 6 und 7 mit dem Gedanken, den Patient Nr. 3 aufsagt. Wieder soll dabei Patientin Nr. 4 auf die eigene Reaktion achten und diese beschreiben.
9. Wiederholen Sie die Übung mit verschiedenen möglichen Gedanken. Die Situation (A) bleibt dabei unverändert, das heißt, der Fokuspatient wird bei der Wiederholung idealerweise nicht ausgetauscht und beschreibt wieder dieselbe Situation. Auch die Patientin Nr. 4 (für das C) bleibt für eine bessere Vergleichbarkeit stehen. Nur die Patienten an Position 2 und 3, die einen neuen Gedanken (B) aufsagen, können ersetzt werden. Um alternative Gedanken zu erarbeiten, fragen Sie die Gruppe, ob jemand typischerweise anders denken würde in dieser Situation. Alternativ können Sie fragen, was denn ein hilfreicher Gedanke wäre. Oder aber Sie geben der Gruppe eine Konsequenz vor (z. B. Erheiterung, Ärger, Gelassenheit) und fragen, was man denn denken müsste, um genau diese Konsequenz zu erreichen, ohne dass die Situation verändert wird.
10. Nach mehreren Durchläufen mit verschiedenen Gedanken, beenden Sie die Übung.

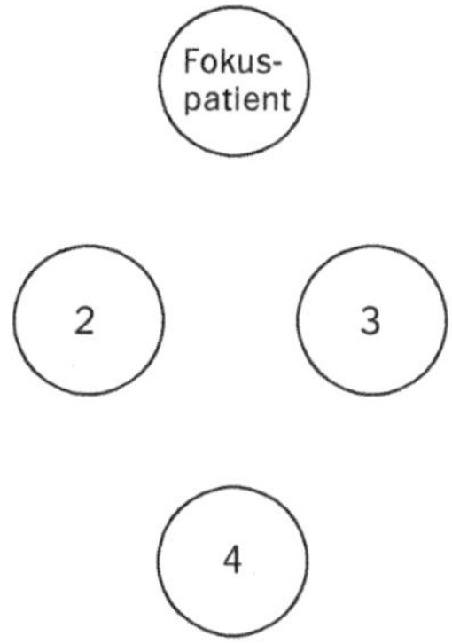

Schematische Darstellung der Aufstellung des ABC-Modells. Der Fokus-Patient steht für das A, Personen 2 und 3 für das B, Person 4 für das C im Modell.

Reflektieren Sie anschließend mit der Gruppe und fassen Sie die zentralen Aspekte des ABC-Modells zusammen. Eine Veränderung des Gedankens kann zu anderen Konsequenzen auf der Gefühls- und Verhaltensebene führen. Je nachdem, was ich an der U-Bahn-Haltestelle denke, wenn die U-Bahn zu spät kommt, kann ich gelassen bleiben, Schuldgefühle haben, mich ärgern, freuen oder mich vielleicht amüsieren. Das Erkennen dieser alternativen Bewertungen kann Handlungsspielräume aufzeigen und die Selbstwirksamkeit stärken. Die Anwendung des ABC-Modells auf Alltagssituationen kann dabei helfen zu erkennen, wie das eigene Verhalten oder emotionale Reaktionen entstehen, und herauszufinden, ob es hilfreichere Gedanken gibt, die zu einer anderen Reaktion führen können. Wiederkehrende Bewertungen (z.B. »Ich habe einen Fehler gemacht« oder »Die Welt ist wirklich ungerecht«) können Hinweise auf Grundannahmen sein. Diese haben dann vielleicht weniger mit der eigentlichen Situation zu tun, sondern hängen mit dem eigenen Selbst- und Weltbild und der eigenen Biografie zusammen. Die Bearbeitung solcher Grundannahmen im Rahmen einer weiterführenden Einzel- oder Gruppentherapie kann dann helfen, emotionale und gedankliche Muster zu verändern.

Schließen Sie das Thema damit ab, als Hausaufgabe das Arbeitsblatt 3 auszuteilen und die Patientinnen zu bitten, eine oder mehrere Situationen mit dem ABC-Modell genauer zu untersuchen.

Dafür könnten sie beispielsweise Situationen wählen, in denen sie besonders emotional reagieren, oder wiederkehrende Situationen, in denen sie immer ähnlich reagieren. Wenn es keine weiteren Fragen oder Bemerkungen aus der Gruppe gibt, ist die inhaltliche Arbeit für diese Sitzung abgeschlossen und Sie können zum Check-out übergehen.

Zentrale Inhalte aus Sitzung 2:

- Gefühle werden über Verhalten und Gedanken beeinflusst, und alle drei Ebenen beeinflussen sich gegenseitig.
- Über diese Interaktionen kann eine Abwärtsspirale entstehen, die depressive Stimmungen erklären kann. Dasselbe Prinzip kann man verwenden, um schrittweise wieder aus der Depression bzw. schlechten Stimmung herauszukommen.
- Imaginationen sind eine Methode, die über die Vorstellung (die Kraft der Gedanken) Einfluss auf unsere Stimmung nehmen kann.
- Auch über den Körper können wir unsere Stimmung beeinflussen. Beispiele sind Bewegung, PMR, Entspannungsübungen oder Selbstfürsorge.
- Gedanken passieren häufig unbewusst und automatisch.
- Unbewusste Bewertungen beeinflussen, wie wir uns in bestimmten Situationen fühlen oder verhalten. Alternative, hilfreichere Bewertungen ermöglichen neue Reaktionen.
- Das ABC-Schema ist ein verhaltenstherapeutisches Werkzeug, um automatische, unbewusste Gedanken zu analysieren.

3.5 Sitzung 3

Diese Sitzung beinhaltet mit Emotionen und Achtsamkeit zwei Themenfelder, die jeweils komplette Kurse umfassen könnten und zu denen es viele ausführliche Manuale gibt. Für das Thema Emotionen seien hier beispielhaft »Psychologie der Gefühle und Bedürfnisse« (Galliker 2009) und »Therapie-Tools Emotionsregulation« (Eismann & Lammers 2017) genannt. Für ausführlichere Manuale zu Achtsamkeit seien, unter vielen anderen, das Modul Achtsamkeit aus dem Interaktiven Skillstraining von Bohus und Wolf-Arehult (2013,

S.73–111) und die »Therapie-Tools Achtsamkeit« von Schug (2016) genannt. Durch den zeitlich begrenzten Rahmen der Gruppenpsychotherapeutischen Grundversorgung kann jedoch nur ein kleiner Ausschnitt beider Themen vorgestellt werden. Es ist daher notwendig abzuwägen zwischen einerseits der Informationsmenge und Diversität an Übungen und andererseits den begrenzten zeitlichen (und nicht zu vergessen kognitiven) Ressourcen. Gestalten Sie die Themenblöcke gern auch nach Ihrer eigenen Einschätzung und setzen Sie Schwerpunkte abhängig von den Wünschen und Bedürfnissen der Gruppe. Die Patienten-Handouts zu diesen beiden Themen sind deutlich ausführlicher, damit gegebenenfalls nicht erwähnte Informationen trotzdem (kurz) vermittelt werden. Allerdings sollte das Ziel dieses Manuals hier besonders gut im Hinterkopf behalten werden: Es geht darum, den Patientinnen eine Auswahl an zentralen Themen und Strategien der Verhaltenstherapie näher zu bringen und damit diverse therapeutische Ansatzpunkte aufzuzeigen, die in einer Einzel- oder Gruppentherapie oder auch anderweitig weiterverfolgt werden können.

Dauer	Inhalt	Methode
15 min	Check-in	Blitzlichtrunde(n)
25 min	Überblick über die Welt der Gefühle	Aktivierende Übung, Psychoedukation zu Emotionen, Übung
10 min	Zusammenhang Gefühle & Bedürfnisse	Psychoedukation zu Bedürfnissen und Übung zur Bedürfniswahrnehmung (HA*)
10 min	Pause	
35 min	Achtsamkeit	Psychoedukation zum theoretischen Hintergrund und Zweck von Achtsamkeit, verschiedene Übungen (HA*)
15 min	Check-out	Kurzes Feedback, Reflexion

*HA = Hausaufgabenvorschlag

3.5.1 Überblick über die Welt der Gefühle

Beginnen Sie die Sitzung wieder mit dem Check-in. Der anschließende Themenblock zu Gefühlen sollte, trotz des inhaltlichen Umfangs, nur ungefähr fünfundzwanzig Minuten dauern. Versuchen Sie sich daher auf zentrale Lernziele zu konzentrieren und bedenken Sie, dass dieser kurze Themenblock das Thema Gefühle bei Weitem nicht umfassend darstellen kann – sondern eine Art Crashkurs darstellt. Beginnen Sie als Einstieg in das Thema Gefühle mit einer ersten Übung, die auch der Aktivierung dient, bevor im Anschluss relativ viele theoretische Inhalte vermittelt werden. Machen Sie als Gruppenleitung bei der Übung mit, um ein Modell für den Gefühlsausdruck zu sein und auch die Hemmschwelle für ausdrucksstarkes Verhalten zu senken. Je unbefangener und klarer (bzw. übertriebener) Sie als Gruppenleitung Emotionen darstellen, desto leichter wird es Ihren Patienten fallen, selbstbewusst durch den Raum zu gehen und ihren eigenen Gefühlsausdruck auszuprobieren. Für diese Übung sollten Sie ungefähr fünf Minuten einplanen.

Übung »Ich gehe, wie es mir geht« (nach Königswieser und Exner 2019)

Bitten Sie die Teilnehmenden aufzustehen. Die Aufgabe ist es, ohne Worte beim Gehen ein bestimmtes Gefühl auszudrücken. Bei wenig Platz ist es einfacher, wenn alle im Kreis hintereinanderher gehen. Bei genügend Platz können sich alle frei im Raum bewegen.

Die erste Aufgabe ist: »Gehen Sie so, wie es Ihnen *gerade* im Moment geht.« Geben Sie genügend Zeit, sodass die Patientinnen ihren Gefühlsausdruck ausprobieren können. Alle gehen im Raum (oder im Kreis) herum und versuchen über den Gesichtsausdruck, die Körperhaltung und Gesten, eventuell auch über Geräusche, ein bestimmtes Gefühl darzustellen. Wiederholen Sie dabei eventuell die Instruktionen und machen Sie selbst auch mit, um die Teilnehmenden bei dieser vielleicht etwas unangenehmen, da exponierenden, Aufgabe zu bestärken.

Geben Sie anschließend einige Gefühle vor, die nacheinander im Gehen ausgedrückt werden sollen. Instruktionen können sein: »Wie würden Sie gehen, wenn Sie richtig wütend wären?« Oder: »Gehen Sie mal so, als wären Sie gerade sehr traurig.« Am besten eignen sich Basisemotionen wie Traurigkeit, Angst, Wut und Freude und gut bekannte Gefühle wie Scham, Schuldgefühl, Enttäuschung oder Verzweiflung. Fragen Sie auch gern in die Gruppe, welches Gefühl die Teilnehmenden ausprobieren möchten. Schließen Sie die Übung mit einem angenehmen Gefühl ab (z.B. Stolz, Freude, Verliebtheit, Neugier). Laden Sie die Patienten dann ein, sich zu setzen und reflektieren Sie anschließend gemeinsam.

Reflektieren Sie anschließend gemeinsam mit der Gruppe, was bei der Übung aufgefallen ist. Validieren Sie alle Erfahrungen und sammeln Sie insbesondere die Beobachtungen, die den Gefühlsausdruck beschreiben. Dazu gehört, dass es bestimmte körperliche Merkmale gibt, die relativ eindeutig auf ein Gefühl hinweisen können (Körperhaltung, Blickrichtung, Körperspannung, Gesten, Mimik, Tempo beim Gehen und eventuell Laute). Wenn Sie mögen, halten Sie diese allgemeinen, oder auch gefühlsspezifischen, körperlichen Merkmale auf dem Flipchart fest.

Fragen Sie die Gruppe, ob sich während der Übung etwas in ihrer Stimmung verändert hat. Sprechen Sie darüber, dass allein die Vorstellung oder der körperliche Ausdruck einer Emotion auch das eigene Gefühl beeinflusst – auch wenn man gerade eigentlich in einer ganz anderen Stimmung war. Das heißt konkret, dass man sich beispielsweise tatsächlich etwas wütend fühlt, wenn man so geht und so tut, als wäre man wütend. Also kann bereits die einfache Instruktion, Wut darzustellen, das Gefühl von Wut erzeugen. Explorieren Sie hier eventuell gemeinsam mit der Gruppe, wie das geschehen kann: Haben sich Patientinnen bestimmte Situationen vorgestellt, die sie wütend machen? Oder haben allein das schnelle und vielleicht stampfende Gehen, die zusammengekniffenen Augenbrauen und Lippen, das aufgebrachte Schnaufen und die angespannte Körperhaltung die Wut hervorgebracht?

Erklären Sie, dass die Körperhaltung und auch die Gedanken an emotionale Situationen Gefühle erzeugen kann, die wir ganz real und im Moment erleben. Auch wenn die Situation, an die gedacht wurde, bereits vergangen ist, funktioniert dies; und auch, wenn die Instruktion konträr zum eigenen aktuellen Gefühl ist, können Gedanken und körperliche Merkmale die *aktuelle* Stimmung beeinflussen. Emotionen drücken sich aber nicht nur auf diesen zwei, sondern auf vier Ebenen aus: körperlich und gedanklich, aber auch in der Wahrnehmung und im Verhalten. Als Beispiel können Sie das Gefühl Angst erläutern: Bei Angst gibt es den typischen Tunnelblick, bei dem man nur auf die (vermeintliche) Gefahr fokussiert ist und alles andere übersieht (Wahrnehmung); man ist angespannt und schwitzt oder zittert, das Herz klopft, die Atmung ist flacher und schneller (Körper); man versucht, die Gefahr zu bewältigen, indem man entweder flieht oder, wenn es keinen Ausweg gibt, kämpft (Verhalten); und man bewertet alles im Sinne der Gefahr und erinnert sich viel eher an ähnliche, möglicherweise gefährliche oder angsteinflößende Situationen (Gedanken).

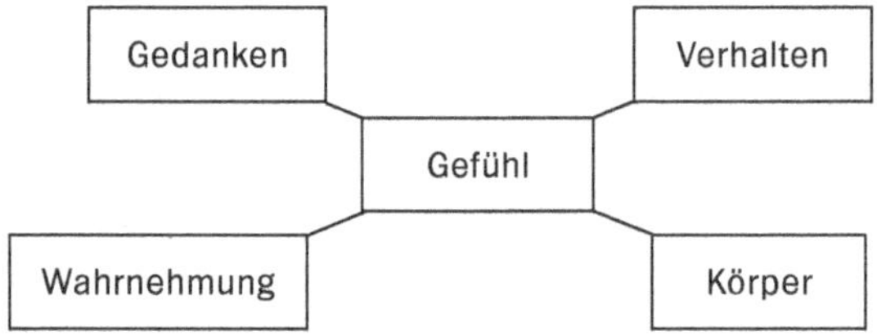

Emotionen sind alters- und kulturübergreifend und sind evolutionär entstanden. Emotionen sind spontane Reaktionen, sogenannte Affektprogramme, die sich vor allem körperlich äußern, aber eben auch Gedanken, Wahrnehmung und Verhalten beeinflussen. Sie sind genetisch bedingt und gehören so zentral zum menschlichen Dasein, dass auch Babys schon emotionale Reaktionen zeigen. Auslöser und Ausdruck von Emotionen sind allerdings soziokulturell geprägt. Emotionen können starke Erregung und starken Handlungsdruck auslösen. Emotionen sind kein direktes Abbild der Wirklichkeit, sondern zeigen, abhängig von Lernerfahrungen und der Veranlagung, eher, wie wir die Wirklichkeit interpretieren und erleben.

Hinweis zu Begrifflichkeiten: In diesem Themenblock werden die Begriffe Emotion und Gefühl austauschbar verwendet. Eine wichtige Unterscheidung ist jedoch die zwischen Emotionen (bzw. Gefühlen) und Stimmung. Weiterhin versuchen wir die Unterteilung von »positiven« und »negativen« Gefühlen zu vermeiden und stattdessen die Begriffe »angenehme« und »unangenehme« Gefühle zu etablieren. Sie können diese Wortwahl entweder möglichst konsequent selbst anwenden, um im Sinne des Modell-Lernens der Gruppe ein Vorbild zu sein, oder aber auch die Begriffe explizit erklären.

Vermitteln Sie als Nächstes beispielhaft zentrale Gefühle, die sowohl im Alltag als auch in der Psychotherapie relevant sind. Nutzen Sie zum Beispiel das Konzept der Basisemotionen nach Ekman, die genetisch bedingt und weitestgehend kulturunabhängig sind. Sie können auch die Gruppe fragen, welche Emotionen zu den Basisemotionen zählen könnten. Die durch Ekman formulierten Basisemotionen sind Freude, Trauer, Ärger, Angst, Ekel, Überraschung und Verachtung. Zwar ist das Ekman-Modell in den letzten Jahrzehnten wissenschaftlich immer mehr in die Kritik geraten, aber dennoch zählen zumindest die ersten sechs Emotionen von Ekmans Modell zu den wichtigsten Emotionen. Dazu kommen viele weitere Gefühle, die entweder eine Mischung oder eine Form der Basisemotionen sind (z.B. Verzweiflung, Enttäuschung, Liebe) oder die eine soziale Komponente beinhalten (z.B. Scham, Schuld, Eifersucht). Es gibt zwar einige Emotionen, die abhängig von sozialen Normen einer Kultur sind (z.B. können Konzepte von Scham und dem Gefühl der Blamage zwischen Kulturen erheblich variieren. Was in einer Kultur als schamhaft angesehen wird, kann in einer anderen Kultur als normal oder sogar als positiv betrachtet werden, man denke nur an die Bekleidungsnormative im FKK-Bereich am Strand oder in muslimisch geprägten Ländern am Strand). Auch die Basisemotionen werden kulturell unterschiedlich ausgedrückt und wahrgenommen (Jack et al. 2009). Menschen aus östlichen Kulturen fokussieren bei der Erkennung von Emotionen bei anderen vor allem die Augenpartie, während Menschen aus westlichen Kulturen stärker die Mundpartie beachten. Dies zeigt sich interessanterweise auch in den unterschiedlichen Emoticons: in Europa liegt der Fokus auf dem Mund (z.B. :-) für Freude und :-o Überraschung), in Asien dagegen auf den Augen (^.^ und O.O für die gleichen Gefühle). Auch die gesellschaftlichen und kulturellen Normen beeinflussen den Emotionsausdruck: In einigen Kulturen wird beispielsweise erwartet, dass Wut unterdrückt wird und Konflikte vermieden werden, während in anderen Kulturen ein offener Ausdruck von Wut als akzeptabel angesehen wird. Trotzdem bilden die allermeisten Gefühle eine Art gemeinsame, nonverbale Sprache der Menschheit.

Ein mögliches Nebenthema ist die Unterscheidung von Emotionen nach Intensität. Ein gut nachvollziehbares Kontinuum ist das von Ärger beziehungsweise Wut. Auf dem einen Ende der Skala steht, mit hoher Intensität, Hass. Auf dem anderen Ende steht Genervtheit, die in westlichen Kulturen häufig anstelle von Ärger, Wut oder Hass benannt wird, da Genervtheit stärker gesellschaftlich akzeptiert ist. Auch das Kontinuum von Angst ist sehr anschaulich: von Misstrauen und Besorgtheit am einen Ende bis hin zu Panik am anderen Ende der Skala. Die Intensität, mit der wir Emotionen erleben, ist zum Teil angeboren. Zu einem Großteil ist sie auch erlernt, da manche Gefühle weniger erwünscht sind als andere, und daher häufiger unterdrückt werden. Man kann aber lernen, die Gefühlsintensität zu beeinflussen und Gefühle gezielt zu verstärken oder abzuschwächen. Auch eine verbesserte Gefühlswahrnehmung und ein gezielterer Gefühlsausdruck sind mögliche Ansatzpunkte, die zur Emotionsregulation gehören.

Erarbeiten Sie anschließend mit der Gruppe gemeinsam die Frage, warum wir Menschen Emotionen haben. Stellen Sie vielleicht provokante oder augenzwinkernde Hypothesen in den Raum, zum Beispiel ob Emotionen nur Zufallsprodukte oder Fehler der Evolution sind, ob eigentlich nur einige bestimmte Emotionen nützlich sind, … und lassen Sie eine kleine Diskussion entstehen. Klären Sie die Teilnehmer nach ein paar Minuten auf, wenn die wichtigsten beiden Funktionen von Emotionen nicht ohnehin schon erkannt wurden: Zum einen zeigen uns Emotionen an, was wir gerade brauchen, also welche Bedürfnisse wir momentan haben und ob diese befriedigt oder frustriert sind – sie haben eine Art Wegweiserfunktion. Sie zeigen uns, wenn eine Situation angenehm (z.B. freudvoll oder befriedigend) oder unangenehm (z.B. gefährlich oder einengend) ist. Das heißt, Emotionen liefern uns selbst wertvolle Informationen über die gegenwärtige Situation. Zum anderen dienen Emotionen der Kommunikation. Über nonverbale und verbale Signale vermitteln wir unseren Mitmenschen, dass wir Teil einer Gemeinschaft sein und für andere da sein wollen, aber auch die Nähe und Unterstützung anderer brauchen. Alle Emotionen sind daher grundsätzlich sehr nützliche und spezifische Reaktionen auf einzelne Situationen. Sie steuern unser Verhalten, was aber häufig unbewusst geschieht.

Um die Funktionen der einzelnen Emotionen besser zu verstehen, erarbeiten Sie mit den Patienten am Flipchart eine Übersicht der Basisemotionen. In der nachfolgenden Tabelle finden Sie eine Übersicht, in der sowohl die Funktionen als auch Merkmale der Emotionen aufgelistet sind. Wählen Sie einen Teil aus, der aufgrund der Bedürfnisse der Gruppe oder Ihrer eigenen therapeutischen Erfahrungen besonders relevant ist. Aufgrund des zeitlichen Rahmens ist eine Beschränkung auf vier bis sieben Emotionen und auf zwei bis drei Spalten zu den Eigenschaften von Emotionen sinnvoll. Unserer Erfahrung nach ist besonders das Verständnis der Funktionen einzelner Gefühle wichtig für Patientinnen.

Erarbeiten Sie gemeinsam mit der Gruppe die Funktion von Gefühlen, entweder zu den Basisemotionen nach Ekman oder einer anderen Auswahl der Ihrer Meinung nach wichtigsten Emotionen. Als mögliche Überleitung können Sie darauf verweisen, dass es keine negativen Gefühle gibt, sondern dass alle Gefühle hilfreich sind und einen bestimmten Zweck haben. Nutzen Sie dazu die nachfolgende Tabelle als Grundlage, aber treffen Sie eine Auswahl. Die gesamte Tabelle findet sich auch im Handout für Patienten zum Nachschauen. Um Schreibzeit zu sparen, könnten Sie vor der Gruppenstunde das Flipchart mit den Emotionen und Funktionen bereits vorbereitet haben, was allerdings auch die individuelle Anpassung der Inhalte auf die gemeinsame Erarbeitung mit der Gruppe einschränkt.

	Körper	Wahrnehmung	Gedanken	Verhalten bzw. Verhaltensimpuls	Funktion
Angst	Starke Stressreaktion, Anspannung meist im Hochspannungsbereich, Herzklopfen, schnelle und flache Atmung, Zittern, Schwitzen, geweitete Augen, trockener Mund, Schreien …	Tunnelblick auf die (vermeintliche) Gefahrenquelle	Katastrophisieren, sprunghaftes und beschleunigtes Denken, Fokus auf Gefahren, Erinnerung an frühere beängstigende Situationen	Flucht, Angriff oder Erstarren (Fight, Flight, Freeze), Vermeidungsverhalten	Schutz vor Gefahren, Bedürfnis nach Sicherheit bei Bedrohung und Unterlegenheitsgefühl oder Unsicherheit
Freude	Aktivierung meist im mittleren Anspannungsbereich, schnellerer Herzschlag, Lächeln oder Lachen, gesteigerter Antrieb, vermindertes Schmerzempfinden	Offener Blick, Wahrnehmung von Schönem und von Details (»die Blumen am Wegesrand«)	»Rosarote Brille«, optimistische und motivierende Gedanken, kreatives Denken	Aktiv werden oder bleiben, Annäherungsverhalten, Mitteilungsdrang	Aktivierung, Belohnung für angenehme Aktivitäten
Traurigkeit	Weinen, Mundwinkel nach unten gerichtet, gesenkter Blick, hochgezogene Schultern, antriebslos und langsam	Fokus auf den Auslöser der Traurigkeit	Sich an das Schöne erinnern und die Veränderung (den Verlust) realisieren	Weinen, Rückzug, sich zusammenkauern oder Kontakt und Nähe, Trost suchen	Loslassen von Schönem, Anpassung an Verlust bzw. veränderte Lebensumstände

	Körper	Wahrnehmung	Gedanken	Verhalten bzw. Verhaltensimpuls	Funktion
Ärger / Wut	Anspannung (mittlere bis hohe Spannung), aufgerichtete Körperhaltung, energetische Bewegungen, zusammengekniffene Lippen und Augenbrauen, geballte Fäuste	Fokus auf den Auslöser der Wut und auf sich selbst	Rachegedanken oder -pläne, Fokus auf Bestätigung für Ärger, Erinnerung an frühere verärgernde Situationen	Aktiv werden, laut sprechen oder schreien, (physisch oder verbal) aggressives Verhalten, Angriffs- oder Fluchtimpuls	Eigene Grenzen, Bedürfnisse und Ziele (körperlich und psychisch) verteidigen, z. B. Bedürfnis nach Respekt und Anerkennung
Ekel	Zusammengekniffene, gekräuselte Lippen, gerunzelte Stirn, Übelkeit, Brechreiz, Gefühl von Krankheit	Fokus auf den Auslöser des Ekels	(Evtl. übermäßige) Bewertung des Auslösers als abstoßend oder gefährlich	Distanz schaffen, durch z. B. sich abwenden oder weggehen, den Auslöser loswerden (z. B. wegschieben, sich waschen …), Kommunikation des Ekels	Körperliche Unversehrtheit und eigene Werte (den eigenen »Geschmack«) bewahren
Überraschung	Geweitete Augen, hochgezogene Augenbrauen, offener Mund, Schreien	Fokus auf den Auslöser der Überraschung	Starke Fokussierung auf den gegenwärtigen Moment	Unspezifische Aktivierung	Sich auf Neues bzw. plötzliche Veränderungen einstellen
Verachtung	Unspezifisch – ähnlich der von Ekel (Übelkeit, Würgegefühl) und Hass (Muskelanspannung)	Fokus auf Auslöser, auf die negativen Aspekte	Übermäßig negative Bewertung des Auslösers (selbst oder andere)	Vermeidung oder Vernichtung des Auslösers	

	Körper	Wahrnehmung	Gedanken	Verhalten bzw. Verhaltensimpuls	Funktion
Stolz	Lächeln, gehobener Kopf, aufgerichtete Körperhaltung, Brust geweitet, energetisiert	Fokus auf Positives bzgl. eigener Leistung und Selbst	Positives Selbstbild, Erinnerung an vergangene Erfolge, Pläne für die Zukunft	Annäherungsverhalten, Mitteilungsdrang, motiviert zu weiterer Leistung	Den eigenen bzw. Selbstwert stärken, innere Belohnung für Erfolg
Scham	Gesenkter Blick, Mundwinkel nach unten gerichtet, Erröten, Sprachstörungen	Fokus auf eigene Schwächen	Selbstabwertende Gedanken, Antizipation oder Vorstellung von demütigenden Reaktionen der anderen, Erinnerung an frühere schamvolle Situationen	Motiviert zu gesellschaftskonformem Verhalten, Rückzugsimpuls	Durch das Einhalten von sozialen Normen sich (wieder) in die Gruppe eingliedern
Schuldgefühl	Enge in der Brust, Erröten, Muskelverkrampfung, Sprachstörungen, Kloßgefühl im Hals	Fokus auf eigene Fehler und (vermeintliche) Beweise dafür	Antizipation oder Vorstellung der Gedanken und Reaktionen der anderen	Sich selbst oder der Gruppe vermitteln, dass man Regeln und Normen stärker beachtet als eigene Bedürfnisse: Impuls zur Wiedergutmachung oder Selbstbestrafung	Wiedergutmachung von Fehlern, Bedürfnis nach Vergebung
Liebe	Aktivierung, Nervosität, energetisiert	Fokus auf positive und angenehme Aspekte (»Rosarote Brille«)	Positive, optimistische, kreative Gedanken	Werben um den anderen, dem anderen gefallen wollen	Bedürfnis nach Nähe, Bindung, Liebe

Erklären Sie als Nächstes mehr zum Verlauf und zur Intensität von Emotionen. Emotionen halten nur kurz an, meist wenige Minuten, aber nicht länger als ungefähr eine halbe Stunde. Zeichnen Sie am Flipchart die bespielhafte natürliche Verlaufskurve einer Emotion an, die wie eine große Welle erst ansteigt und dann wieder abflaut. Das Maximum der Emotionen, das heißt die stärkste Intensität, dauert meist nicht länger als dreißig Sekunden. Ein sehr klares Beispiel hierfür sind Panikattacken oder Wutanfälle, bei denen der Höhepunkt des Gefühls sehr intensiv ist, aber eher kurz andauert. Damit Gefühle wieder abflauen, muss man nichts machen: Das Gefühl geht ganz von allein wieder vorbei. Der Verweis auf die schnell wechselnden Gefühle von Kleinkindern oder auch Jugendlichen, die sehr intensiv sein, aber auch schnell wieder abflauen können, sind meist für alle gut bekannte Beispiele.

Hinweis: Unterschätzen Sie beim Thema Gefühle nicht die Bedeutung von vermeintlich kleinen Hinweisen. Beispielsweise ist die Information, dass »Nichtstun« beim Gefühle-Zulassen und -Abklingenlassen schon viel verändern kann, häufig eine wichtige Information für Patientinnen. Zusammen mit dem Faktum, dass *alle* Gefühle ihre Berechtigung haben, haben Sie Ihrer Gruppe dann schon viel wichtiges Wissen vermittelt.

Wenn ein vermeintliches Gefühl länger andauert, handelt es sich meist um eine Stimmung. Stimmung kann über Stunden, aber auch über Tage oder eventuell Monate anhalten. Sie kann vielfältige Färbungen annehmen, von freudig über traurig bis hin zu gereizt oder depressiv. Zeichnen Sie auch zur Stimmung eine beispielhafte Verlaufskurve an. Stimmung erreicht nie die gleiche Intensität wie eine Emotion, sondern schwankt wie leichte Wellen bei niedriger oder mittlerer Intensität. Dabei wird eine Steigerung der Intensität häufig gestoppt, indem man sich ablenkt oder sich Gefühle untersagt (z. B. mit Gedanken wie: »Ich will jetzt nicht traurig sein!« oder: »Es hat keinen Sinn, sich zu ärgern«). Diese Emotionsunterdrückung passiert überwiegend automatisch und unbewusst, ähnlich wie im Themenblock zur Rolle der Gedanken (ABC-Modell, Kapitel 3.4.3).

Dadurch, dass das Gefühl nie vollständig ausgedrückt wird, wird aber meist das Bedürfnis auch nicht befriedigt, sodass das Gefühl immer wieder im Hintergrund schwelt und bei kleinen Auslösern verstärkt wird. Das erneute Anschwellen, das zur Aufrechterhaltung einer Stimmung beiträgt, geschieht durch wiederkehrende oder anhaltende Auslöser. Diese können äußerliche Faktoren sein (z.B. der Chef, der sich immer wieder unfair verhält) oder innere Faktoren, wie Gedanken, die immer im (Hinter-)Kopf sind, auch unbewusst (z.B. Gedanken an ein unangenehmes Ereignis wie einen Streit, negative Glaubenssätze oder Erwartungen) oder auch körperliche Symptome (z.B. Schlafmangel, Schmerzen, Erschöpfung). Durch das wiederholte Anstoßen und Unterbrechen von Emotionen entsteht die Stimmung.

In manchen Situationen ist es sehr nachvollziehbar und für den Moment auch funktional, wenn ein Gefühl unterdrückt wird. Beispielsweise wenn man bei der Arbeit plötzlich an etwas denkt, das einen traurig macht, dann ist es in der aktuellen Situation vielleicht nicht hilfreich, die Trauer auszudrücken. Trotzdem sollte man sich baldmöglichst einen Moment Zeit nehmen, um das Gefühl zuzulassen, den Auslöser zu suchen und das dazugehörende Bedürfnis zu erkennen und zu versorgen. Das kann man in einer Pause oder nach der Arbeit machen. Wenn Gefühle nicht ausgedrückt werden, wissen wir selbst und auch unsere Mitmenschen nicht, wie es uns geht und was wir brauchen. Das Unterdrücken von unangenehmen Gefühlen wie Trauer oder Wut hat auch Auswirkungen auf angenehme Gefühle wie Freude oder Zufriedenheit. Und je länger und häufiger Emotionen unterdrückt werden, desto gedämpfter kann die gesamte Stimmung werden, da es nur schwer möglich ist, selektiv ein einzelnes oder einige bestimmte Gefühle zu unterdrücken, aber andere voll auszuleben. Die Emotionsregulation, das gezielte Steuern von Emotionen, das Abschwächen, aber auch das Verstärken, ist daher eine wichtige Fähigkeit.

Zuletzt können Sie kurz erwähnen, dass unsere emotionalen Muster, das heißt die individuellen emotionalen Reaktionen, die Gefühlswahrnehmung und der Gefühlsausdruck, stark durch die eigenen biografischen Erfahrungen geprägt sind. Das Verhalten unserer Bezugspersonen als Kind und auch verschiedene Erlebnisse als Jugendliche oder Erwachsene beeinflussen, ob wir Gefühle als »gut« oder »schlecht«, als bewältigbar oder unkontrollierbar, als gesellschaftlich akzeptiert oder als falsch oder peinlich erleben. Und auch unseren individuellen Erfahrungen mit bestimmten Situationen (z.B. Erleben von Kritik, erstes Verliebtsein, Alleinsein, Prüfungssituationen) haben Auswirkungen darauf, wie häufig oder wie intensiv wir bestimmte Gefühle erleben. Jedes Gefühl, das wir erleben, hat daher seine Berechtigung und seinen Auslöser. Wenn Auslöser nicht in der gegenwärtigen Situation, sondern in der Vergangenheit liegen, können sie »falsch« erscheinen oder auch tatsächlich die eigene Bedürfnisbefriedigung behindern (z.B. wenn jemand aus Angst vor Zurückweisung, die er früher erlebt hat, in der aktuellen liebevollen Beziehung keine intimen Kontakte zulässt). Daher ist es wichtig zu verstehen, dass *alle* Gefühle einen Grund und eine Funktion haben, und dass es sich lohnt, die eigene Gefühlswelt genauer zu betrachten und zu verstehen.

Wer kennt und kann welches Gefühl gut?

Als mögliche Zwischenübung können Sie Teilnehmende bitten, kurz aufzustehen, wenn diese ein bestimmtes Gefühl gut kennen (d.h. häufig erleben) und gut »können«, also einen guten Umgang damit haben und das Gefühl gut ausdrücken können. Eine kurze Darstellung des Gefühls kann die Variabilität in der Gefühlswahrnehmung und im Gefühlsausdruck verdeutlichen.

3.5.2 Zusammenhang Gefühle und Bedürfnisse

Dieser Themenblock sollte ungefähr zehn Minuten dauern. Man lässt sich eventuell schnell dazu verleiten, im vorigen Thema zu Gefühlen zu ausschweifend zu sein und dann diesen scheinbar kurzen Block zu Bedürfnissen stark zu kürzen oder auszulassen. Wenn Sie merken, dass Sie dazu neigen, dann stellen Sie sich hierzu notfalls einen kleinen Wecker oder verteilen die Rolle des Weckers am Anfang der Stunde an eines der aktiveren Mitglieder der Gruppe, das Sie an das Thema Bedürfnisse erinnern soll. Die Verknüpfung zwischen Gefühlen und Bedürfnissen ist nämlich eine sehr wichtige Information, welche das Verständnis für die Funktion von Gefühlen vertieft.

Als mögliche Überleitung können Sie die Warnlämpchen-Metapher verwenden. Reflektieren Sie die Metapher gemeinsam mit der Gruppe. Schauen Sie sich dann beispielhaft noch einmal ein paar Gefühle aus der erarbeiteten Tabelle an und benennen Sie die dahinterliegenden Bedürfnisse. Wichtig ist dabei zu vermitteln, dass ein Gefühl anzeigt, *dass* wir ein bestimmtes Bedürfnis haben, und dass dieses Bedürfnis gerade frustriert, das heißt nicht (ausreichend) befriedigt beziehungsweise frustriert ist. Machen Sie anschließend eine Übung zur Wahrnehmung von Bedürfnissen, wie in der Textbox beschrieben.

Warnlämpchen-Metapher (nach Eismann und Lammers 2017)

»Gefühle sind ein bisschen wie die Warnlämpchen im Auto (zumindest in älteren Autos) oder wie die aktuelleren elektronischen Anzeigen. Durch das Aufleuchten informieren uns die Warnlämpchen, dass beispielsweise der Tank bald leer ist oder vielleicht auch, dass die Straße gerade rutschig ist und das Antiblockiersystem (ABS) angeschaltet wurde. Genauso zeigt uns beispielsweise Angst an, dass sich eine Situation gerade gefährlich anfühlt und dass unser Bedürfnis nach Sicherheit nicht ausreichend befriedigt ist.

Beim Auto beachten wir diese Warnungen meist so schnell es geht. Denn wenn wir einfach weiterfahren und die Informationen oder Warnungen ignorieren, würden wir bald auf der Strecke liegen bleiben oder uns ernsthaft in Gefahr begeben. Genauso sollten wir auch unsere Gefühle beachten und ernstnehmen und auch verstehen, welche Informationen sie uns über unsere eigenen Bedürfnisse liefern. Das heißt, Gefühle liefern uns unmittelbare Informationen darüber, was wir in einer bestimmten Situation brauchen, was uns fehlt oder stört.«

Übung: Bedürfniswahrnehmung (ca. 2–3 Minuten)

Machen Sie gern die Augen zu oder richten Sie Ihren Blick auf einen Punkt, an dem Sie gerade nicht abgelenkt sind. Konzentrieren Sie sich auf sich. Spüren Sie in sich hinein.
Wonach ist Ihnen jetzt im Moment, wenn Sie ganz ehrlich mit sich sind? Was brauchen Sie gerade? Was würden Sie am liebsten machen, wenn alles möglich wäre?
Öffnen Sie dann wieder die Augen und kommen Sie mit der Aufmerksamkeit wieder zurück in diesen Raum.

Besprechen Sie die Übung zur Bedürfniswahrnehmung nach. Sammeln Sie, welche Wünsche und Bedürfnisse die Patienten bei sich bemerkt haben. Paraphrasieren Sie diese und arbeiten Sie kurz heraus, was das konkrete Bedürfnis ist. Beispielsweise kann beim Wunsch nach Urlaub erfragt werden, worum es genau geht: um Ruhe und Erholung, um Abwechslung und Abenteuer oder um einen vertrauten Ort, um Alleinsein oder um Zeit mit wichtigen Menschen? Fragen Sie die Patientinnen auch, woran sie ihre Bedürfnisse erkannt haben. Erfragen Sie körperliche Reaktionen (»Wo haben Sie das Bedürfnis am meisten im Körper gespürt?«) und ob es vielleicht auch innere Bilder oder Gedanken dazu gegeben hat. Über alle diese Ebenen können sich Bedürfnisse zeigen. Gerade Grundbedürfnisse, wie Hunger, Durst und Schlaf, zeigen sich über eindeutige körperliche Symptome. Andere Bedürfnisse, wie beispielsweise Geborgenheit, Respekt oder Erfolg, sind schwerer zu erkennen und zu beschreiben. Trotzdem gibt es für alle Bedürfnisse Hinweise auf der körperlichen Ebene, die wir erkennen lernen können.

Das genaue Benennen von Bedürfnissen ist einerseits wichtig, um sich selbst besser zu verstehen und zu versorgen und andererseits auch um anderen besser zu vermitteln, was man sich wünscht. Das Beispiel Urlaub zeigt, dass die einfache Aussage, urlaubsreif zu sein, nicht eindeutig das dahinterliegende Bedürfnis beschreibt, was somit leicht zu Missverständnissen und Frustration führen kann. Für die Teilnehmenden gibt es im Handout eine Übersicht zu verschiedenen Bedürfnissen (Bedürfnispyramide nach Maslow). Eine detailliertere Vermittlung von verschiedenen Bedürfnissen würde den Rahmen dieser Sitzung allerdings sprengen.

Teilen Sie das Arbeitsblatt 4 aus, und schlagen Sie den Patienten vor, in der kommenden Woche entweder beispielhafte Situationen zu den einzelnen Gefühlen zu beobachten und zu analysieren, welches Bedürfnis jeweils hinter der erlebten Emotion stecken könnte. Oder aber sie könnten sich typische Situationen in Erinnerung rufen, die sie dann im Nachhinein analysieren. Ziel der Übung ist es, die eigenen Hinweise auf verschiedene Gefühle und Bedürfnissen besser kennenzulernen.

3.5.3 Achtsamkeit als therapeutisches Werkzeug

Für den folgenden Block sollten Sie eine gute halbe Stunde einplanen. Um zum Thema Achtsamkeit überzuleiten, können Sie Bezug darauf nehmen, dass es bei den Themen Stress und Gefühle und auch beim Zusammenhang zwischen Gefühlen, Gedanken und Verhalten immer wieder darauf ankommt, sich selbst und die eigenen Prozesse gut wahrzunehmen. Oft passieren emotionale, kognitive und behaviorale Prozesse automatisch und unbewusst, wie beispielsweise das ABC-Schema oder die Spirale der Depression gezeigt haben. Daher ist es hilfreich, die eigenen Verhaltensmuster, Gedanken, Gefühle und Bedürfnisse mehr ins eigene Bewusstsein zu rücken, um sie besser steuern und damit auch verändern zu können. Vielleicht wurde in den vorigen Sitzungen auch schon die Frage gestellt, wie man es denn schaffen kann, seine Gefühle oder Gedanken besser oder rechtzeitiger wahrzunehmen. Um das zu schaffen, ist Achtsamkeit ein hilfreiches Werkzeug.

Sammeln Sie zuerst mit der Gruppe, welches Wissen zum Thema Achtsamkeit schon vorhanden ist. Validieren Sie auch Ideen zu Achtsamkeitsübungen und notieren Sie theoretisches und praktisches Wissen zu Achtsamkeit stichpunktartig auf dem Flipchart. Mögliche wichtige Punkte sind in der nachfolgenden Textbox zusammengefasst. Ergänzen Sie Fehlendes. Sie können gern auch ein Zitat oder eine Definition von Achtsamkeit vortragen, wie zum Beispiel von Jon Kabat-Zinn: »Achtsamkeit bedeutet, sich dem unmittelbaren

Augenblick mit einer nicht wertenden annehmenden Haltung zuzuwenden, was wir gerade tun, ohne in Grübeleien, Erinnerungen oder Zukunftsplänen gefangen zu sein. Man ist einverstanden, mit dem, was gerade ist, unabhängig davon, ob eine Situation gerade angenehm oder unangenehm ist« (zitiert nach Schug 2016).

Wichtiges zu Achtsamkeit:

- Aus dem Zen-Buddhismus (»sati«, engl.: »mindfulness«)
- Als nicht-spirituelle Praxis von Jon Kabat-Zinn in die Medizin und die Gesellschaft übertragen
- Absichtsvolles, aufmerksames und unvoreingenommenes Beobachten (wie ein neutraler Beobachter, ein Journalist oder eine Kamera)
- Bedingungslose Annahme des Augenblicks, ohne Bewertung oder Erwartung
- Auf das Hier und Jetzt konzentriert, das heißt nicht auf die Vergangenheit oder die Zukunft
- Gerichtet auf die Umwelt, eigene Gedanken, Gefühle und den Körper
- Praxisbeispiele von Achtsamkeit: im Yoga, teilweise bei Entspannungsübungen, Mindfulness-Based Stress Reduction (MBSR) ist ein Training nach Kabat-Zinn

Gehen Sie genauer darauf ein, dass Achtsamkeit beinhaltet, »nicht zu bewerten«. Dies ist vielen schon bekannt, wirft aber dennoch viele Fragen auf. Mit »nicht werten« ist nicht gemeint, dass man keine Meinung haben oder sich nicht ärgern soll oder dass man nichts negativ sehen darf und alles akzeptieren soll – was häufige Missverständnisse bezüglich der Bedeutung von Achtsamkeit sind. Stattdessen darf *alles* sein, alle Wahrnehmungen sind berechtigt, neutrale Beobachtungen ebenso wie das Wahrnehmen ärgerlicher Reaktionen oder zweifelnder Gedanken. Achtsamkeit bedeutet lediglich, anstelle von vorschnellen oder automatischen Reaktionen genau hinzuschauen, was wirklich ist. Wir empfehlen unbedingt die folgende Übung, um den Unterschied zwischen beobachten und bewerten besser zu verdeutlichen.

Übung zu Achtsamkeit: Beschreiben statt Bewerten (max. 5 Minuten)

Stellen Sie einen Stuhl (oder einen anderen Gegenstand) für alle gut sichtbar in die Mitte.
Bitten Sie die Patienten, den Stuhl nacheinander zu bewerten. Jede und jeder sagt der Reihe nach einen Satz (z.B. »Ich finde den Stuhl wirklich hässlich«, »Ich mag die Form« oder »Der ist doch super bequem«). Machen Sie zwei oder drei Runden, in denen zügig der Reihe nach, ohne sich gegenseitig zu kommentieren, Bewertungen und Meinungen genannt werden. Die Aussagen sollen nicht wiederholt werden.

Im Anschluss wird die gleiche Prozedur in einer anderen Variante wiederholt: Jede und jeder sagt einen beschreibenden Satz (z.B. »Der Stuhl hat vier Beine«, »Das Polster ist hellgrau« oder »Die Stuhlbeine sind ungefähr 50 Zentimeter lang und leicht geneigt«). Machen Sie auch hier zwei oder drei Runden. Auch hier sollten keine Aussagen wiederholt werden.
Ermuntern Sie die Teilnehmenden, sich in jeder Runde zu beteiligen, niemand sollte ausgelassen werden. Wenn jemandem spontan nichts einfällt, ermutigen Sie die Person, sich kurz Zeit zu lassen, genau hinzuschauen und auch auf vermeintliche Kleinigkeiten zu achten.

Reflektieren Sie anschließend die Übung und erfragen Sie besonders, was auffällig war. In der ersten Runde fällt es einigen vermutlich leichter, die eigene Meinung kundzutun – es sei denn, dass selbstkritische Anteile sie einschränken, sich frei zu äußern. In der zweiten Runde kann es schwerfallen, neutrale, wertfreie Beobachtungen und Beschreibungen zu formulieren. Überlegen Sie mit der Gruppe gemeinsam, welche Faktoren es erschweren, eine Meinung oder eine reine Beobachtung zu formulieren. Weitere Erkenntnisse aus der Übung können sein: Je länger die Übung gemacht wird, desto detaillierter werden die Beobachtungen des Stuhls und desto mehr fällt den Teilnehmern auf, was vorher überhaupt nicht gesehen wurde. Durch die Konzentration auf die Beschreibung ist der Fokus komplett im Hier und Jetzt. Gedanken an anstehende Aktivitäten oder Grübeleien über schwierige Themen sind während der fokussierten Beobachtung nicht möglich. Der Fokus auf diese relativ einfache Übung kann beruhigen und Anspannung reduzieren.

Im Alltag sind wir es gewohnt, unsere Wahrnehmung zu vereinfachen und automatisch Meinungen und Interpretationen zu fast allen Gegebenheiten zu haben. Auch das automatische Einordnen in »gut« und »schlecht« (z.B. bezogen auf das Wetter oder die eigene Stimmung) ist eine ganz normale Bewertung einer Situation und sehr menschlich. Es ist notwendig, dass wir unsere Umwelt mittels Bewertungen und Interpretationen vereinfachen und kategorisieren, um kognitive Ressourcen zu sparen, die für komplexere oder wichtigere Aufgaben notwendig sind – nur so sind wir alltagsfähig. Es wäre sehr einschränkend, alles im Alltag so detailliert zu erfassen und nüchtern zu beschreiben, wie es in der zweiten Hälfte der Stuhl-Übung getan wurde. Stattdessen ist es für unsere eigene Funktionsfähigkeit und auch für die Kommunikation mit anderen hilfreich, übergeordnete Kategorien wie »Stuhl« oder verallgemeinernde Konzepte wie »gute Laune« zu verwenden. Gleichzeitig vernachlässigen wir durch diese Vereinfachungen, Interpretationen, Wertungen und Kategorisierungen relevante Details. Was genau heißt »gute« oder »schlechte« Laune? Eine reine Unterscheidung unserer Stimmung in »gut« und »schlecht« verhindert eine genauere Wahrnehmung von verschiedenen Gefühlen und Bedürfnissen. Und das oben genannte Beispiel »Ich brauche Urlaub« verdeutlicht nicht, was genau für Wünsche und Bedürfnisse die Person hat. Daher ist es hilfreich, ab und an bewusst die achtsame Wahrnehmung zu schulen, um genau diese feinen Unterschiede besser wahrnehmen und benennen zu können.

Achtsamkeit kann dabei auf äußere oder innere Objekte gelenkt werden. Achtsamkeitsübungen mit einem äußeren Anker (d.h. einem Gegenstand wie dem Stuhl, der beobachtet wird, oder die Umgebung, die achtsam wahrgenommen wird) sind zu Beginn etwas leichter umzusetzen als Übungen, die auf innere Prozesse (d.h. den eigenen Körper, Gedanken, Gefühle oder Bedürfnisse) abzielen. Wichtig zu verstehen ist dabei, dass Achtsamkeit nicht bedeutet, nie den Fokus zu verlieren oder gedanklich abzuschweifen. Stattdessen liegt die Übung genau darin, das Abdriften wahrzunehmen und die

Aufmerksamkeit dann wieder sanft auf den vorigen Fokuspunkt zurückzulenken. Letztlich trainieren Achtsamkeitsübungen auch die Aufmerksamkeitslenkung. Das gezielte Fokussieren bestimmter Objekte kann daher auch genutzt werden, um aus Grübelschleifen oder Angstzuständen auszubrechen. Achtsamkeit hilft dabei, sich gezielt auf die Dinge zu konzentrieren, die in einer bestimmten Situation hilfreich sind: Manchmal ist es hilfreicher, sich auf sich selbst und seine emotionalen oder körperlichen Reaktionen zu konzentrieren, und in anderen Situationen ist es hilfreicher, sich für den Moment auf etwas Schönes oder Ablenkendes in der Umgebung zu konzentrieren.

Übung zur Aufmerksamkeitslenkung

Als Zwischenübung können Sie die Patientinnen kurz anleiten, bestimmte Gegenstände im Raum zu suchen. Diese können entweder nur innerlich oder leise für sich benannt werden.
Suchen Sie 5 rote Dinge.
Suchen Sie 5 runde Dinge.
Suchen Sie 5 Dinge aus Holz.
Suchen Sie 5 glänzende Dinge.

Diese Übung ist ein Beispiel für gezielte Aufmerksamkeitslenkung auf äußere Objekte, die daher auch zum Unterbrechen des Grübelns, zur Reduktion von Nervosität und Angst und zur Reorientierung bei Panik oder Dissoziationen genutzt werden kann.

Das bewusste Fokussieren und Wahrnehmen von Objekten, genauso wie sie im Moment sind, schult auch metakognitive Fähigkeiten beziehungsweise die Mentalisierungsfähigkeit. Wenn wir üben, uns von eigenen Gedanken, Gefühlen und körperlichen Zuständen innerlich einen Schritt zu distanzieren und sie als einen momentanen Zustand wahrzunehmen, dann sind wir im nächsten Schritt auch dazu in der Lage, diesen Zustand bewusst und gezielt zu verändern. Wenn wir stattdessen mit Gedanken oder Gefühlen identifiziert sind, haben wir wenig oder keine Kontrolle über sie.

In der Akzeptanz- und Commitment-Therapie (Wengenroth 2012) wird diese Distanzierung und das achtsame Wahrnehmen als »Ich *habe* den Gedanken« beziehungsweise »Ich *habe* das Gefühl« anstelle von »Ich *bin* der Gedanke (oder das Gefühl)« beschrieben. Achtsamkeitsübungen schulen genau dieses innerliche Beobachten und Benennen. Achtsamkeit kann also ein Werkzeug sein, das uns hilft, verschiedenste Zustände und Probleme genauer zu beobachten und zu benennen, was uns anschließend dazu befähigt, sie gezielter zu verändern.

Wichtig: Bei Angst- und Panikzuständen, oder auch bei Zwangsgedanken, die diese Zustände hervorrufen können, sollten Achtsamkeitsübungen nur auf äußere Reize gerichtet werden (z.B. 5-4-3-2-1-Übung, bewusst den Raum um sich herum wahrnehmen oder bestimmte Gegenstände suchen), da ansonsten Angst und Panik durch somatosensorische Verstärkung aufrechterhalten und verschlimmert werden. Interozeptive Achtsamkeitsübungen (d.h. Übungen, die auf innere Prozesse fokussieren) können auch dann als unangenehm erlebt werden, wenn Emotionen oder körperliche Selbstwahrnehmung sonst stark vermieden werden. Patienten sollten daher darin bestärkt werden, selbst zu entscheiden, ob und inwieweit Achtsamkeit auf die eigenen Emotionen oder den Körper gerade passend ist.

Für die Schulung von Achtsamkeit ist es nicht unbedingt relevant, worauf der Fokus gelegt wird. Alle Übungen helfen dabei, eine insgesamt achtsamere Haltung zu entwickeln: Achtsamkeit bezogen auf die Atmung, achtsames Sitzen, achtsames Gehen, achtsames Essen – man kann auch achtsam Abwaschen oder achtsam Körperpflege betreiben. Auch meditative Praxen wie Mandalas malen oder Yoga können zu Achtsamkeitsübungen zählen. Je häufiger man sich im Alltag bewusst in Achtsamkeit übt, desto leichter wird es einem fallen, auch in schwierigen Situationen achtsamer zu sein, was wiederum hilft, Probleme besser zu verstehen und zu lösen.

Während die Stuhl-Übung ein Beispiel für eine Achtsamkeitsübung ist, die rein auf die äußere Umgebung gerichtet ist, zielt die nächste Übung auf achtsame Sinneswahrnehmung, also quasi eine

Schnittstelle zwischen äußerer und innerer Achtsamkeit. Leiten Sie die unten beschriebene kurze 5-4-3-2-1-Übung zur Schulung der Sinneswahrnehmung an und reflektieren Sie die Übung anschließend gemeinsam mit der Gruppe. Die einzelnen wahrgenommenen Objekte müssen während der Übung und auch in der Reflexion nicht benannt werden. Fragen Sie nach allgemeinen Erfahrungen und Beobachtungen mit der Übung und wo die Teilnehmenden gerade mit ihrer Aufmerksamkeit waren. Dies sollte ungefähr fünf bis zehn Minuten dauern.

Kurze 5-4-3-2-1-Übung

»Achten Sie auf sich und Ihre Umgebung. Machen Sie die folgende Übung in Ihrem Tempo. Wenn Sie bei einem Schritt langsamer sind oder nicht alles entdecken, macht das überhaupt nichts. Wichtig ist nur, dass Sie bewusst Ihre Aufmerksamkeit auf Ihre Sinne richten.
Nehmen Sie bewusst 5 Dinge um sich herum wahr, die Sie *sehen*. Benennen Sie diese kurz für sich (ohne es laut auszusprechen).
Nehmen Sie als Nächstes 4 Dinge wahr, die Sie *hören*. Seien Sie ganz aufmerksam und lassen Sie sich Zeit.
Nehmen Sie als Nächstes 3 Dinge wahr, die Sie auf der Haut *spüren*. Wo sind Kontaktstellen, was nehmen Sie auf Ihrer Haut wahr?
Nehmen Sie jetzt 2 Dinge wahr, die Sie *riechen*. Riechen Sie eventuell an einem Gegenstand, Ihrer Hand oder einem Kleidungsstück.
Nehmen Sie jetzt 1 Sache wahr, die Sie *schmecken*. Was ist gerade der Geschmack in Ihrem Mund?«

Auch bei der 5-4-3-2-1-Übung ist ein Effekt, dass die Aufmerksamkeit ganz im Hier und Jetzt und weder in der Vergangenheit noch in der Zukunft ist. Für einige Personen kann die Übung sehr entspannend sein. Falls diese Beobachtung erwähnt wird, können Sie thematisieren, dass Entspannung ein Nebeneffekt von Achtsamkeitsübungen sein kann, aber nicht ihr Ziel oder Zweck ist. Stattdessen ist es teilweise eher kontraproduktiv, wenn durch die ruhige Aktivität eine zu niedrige Anspannung und damit Müdigkeit oder Erschöpfung aufkommen – da Achtsamkeit einen wachen und fokussierten Geisteszustand erfordert. Es ist kein Problem und gut nachvollziehbar, wenn durch Achtsamkeitsübungen, insbesondere im Sitzen und Liegen, ein Zustand der Entspannung und eventuell Müdigkeit entsteht. Mit häufigerer Übung wird es immer besser gelingen, den Fokus und die Aufmerksamkeit zu halten. Je häufiger achtsame Sinneswahrnehmung geübt wird, desto leichter wird es auch fallen, im Alltag wenig beachtete Sinne (in den meisten Fällen das Fühlen, teilweise das Hören, Riechen und Schmecken) wieder besser zu schulen.

Leiten Sie als letzte Übung einen Body Scan an (ca. fünf Minuten). Dieser dient als Beispiel für Achtsamkeit, bezogen auf innere Prozesse. Bei Zeitmangel können Sie auch eine Atem-Achtsamkeitsübung anleiten. Es lohnt sich jedoch, eine Achtsamkeitsübung bezogen auf den ganzen Körper anzuleiten, weil die Patientinnen so vielfältigere Erfahrungen machen können. Nutzen Sie gern die unten vorgeschlagene Anleitung oder einen anderen Body Scan Ihrer Wahl. Wichtig ist dabei der Fokus auf dem achtsamen Beobachten von aktuellen Körperempfindungen anstelle einer Entspannungsinduktion, wie sie im Autogenen Training oder teilweise auch im Yoga gemacht wird. Daher wird in der Einleitung auch die Instruktion, sich bequem hinzusetzen, weggelassen. Lassen Sie den Teilnehmenden bei der Anleitung genügend Zeit, lassen Sie aber auch keine allzu langen Pausen entstehen. Um ein gutes Tempo einzuhalten, versuchen Sie selbst während Ihrer eigenen Anleitung der Übung am eigenen Körper zu folgen.

Body Scan

»Bleiben Sie genau so sitzen, wie Sie gerade sitzen. Probieren Sie möglichst nichts zu verändern. Versuchen Sie ab jetzt, den achtsamen Blick des Beobachters/der Beobachterin einzunehmen. So wie Sie sitzen, sitzen Sie nun einmal im Moment. Wenn Sie mögen, schließen Sie gern die Augen. Ansonsten richten Sie Ihren Blick auf einen Punkt vor Ihnen auf dem Boden, wo Sie gerade nicht abgelenkt werden.

Richten Sie Ihre Aufmerksamkeit auf sich selbst. Wenn Gedanken oder Störungen von außen auftauchen, nehmen Sie sie kurz wahr, aber lassen Sie sie dann vorbeiziehen wie Wolken am Himmel oder wie Blätter auf einem Fluss. Kehren Sie mit der Aufmerksamkeit immer wieder zu sich zurück. Nehmen Sie einfach wahr, was gerade *ist*. Wie ein neutraler Beobachter, ein Journalist oder eine Kamera. Auch wenn Impulse kommen, sich anders hinsetzen zu wollen, nehmen Sie diese Impulse einfach als solche wahr, ohne diesen Impulsen zu folgen. Sie bleiben einfach genau so, wie Sie gerade sind, und nehmen Sie einfach nur wahr.

Achten Sie einmal auf Ihre Füße. Wie fühlen sie sich gerade an? Sind sie warm oder kalt? Spüren Sie Ihre Schuhe? Vielleicht den Kontakt zum Boden?

Wandern Sie dann mit der Aufmerksamkeit ganz langsam Ihre Beine entlang weiter nach oben. Schauen Sie mal, was Sie dort wahrnehmen. Spüren Sie Ihre Kleidung? Vielleicht Druckstellen? Oder den Kontakt zum Stuhl?

Wie fühlt sich Ihr Gesäß und Ihr Beckenbereich gerade an? Und Ihr unterer Rücken? Was spüren Sie im Bauch?

Denken Sie daran: Alles darf so sein, wie es gerade ist. Beobachten Sie einfach nur, was Sie wahrnehmen. Und wenn Sie etwas nicht gut wahrnehmen, ist auch das in Ordnung.

Wandern Sie mit der Aufmerksamkeit zu Ihrem Brustkorb. Spüren Sie Ihre Atmung? Wie fühlen sich Ihre Schultern gerade an? Und wie Ihre Arme, Ihre Hände und Ihre Finger?

Falls Sie zwischendurch gedanklich abschweifen, kehren Sie wieder mit der Aufmerksamkeit zurück zu sich und dem aktuellen Fokus.

Wandern Sie mit der Aufmerksamkeit über den Nacken zum Kopf. Spüren Sie Ihre Kiefermuskulatur? Und Ihren Mund, Ihre Lippen und Ihre Zunge? Wie fühlen sich Ihre Wangen und Ihre Augenpartie gerade an? Was spüren Sie an Ihrer Stirn?

Versuchen Sie zuletzt, Ihre Ohren und Ihre Kopfhaut wahrzunehmen.«

Reflektieren Sie den Body Scan mit der Gruppe. Welche Erfahrungen wurden gemacht? Validieren Sie sowohl angenehme als auch unangenehme Erfahrungen. Besprechen Sie kleine Beispiele, die durch eine einzelne Beobachtung (z. B. »Meine Füße fühlen sich eingeengt an«, »Meine Hände sind kalt« oder »Mein Mund fühlt sich trocken an«) schon zu kleinen Veränderungen führen kann (z. B. die Schuhe weniger eng schnüren, die Hände warmreiben oder einen Schluck trinken). Solche vermeintlich kleinen Beobachtungen können dabei helfen, selbstfürsorglicher mit sich umzugehen und unangenehme Verhaltens- oder Bewegungsmuster zu verändern. Achtsame Selbstwahrnehmung ist daher die Grundlage dafür, die eigenen Bedürfnisse besser zu verstehen und zu versorgen.

Als Hausaufgabe können Sie der Gruppe vorschlagen, sich ein oder zwei der durchgeführten Achtsamkeitsübungen auszusuchen und diese im Alltag mehrmals auszuprobieren. Auch Achtsamkeit bezogen auf die Atmung, den morgendlichen Kaffee oder zu bestimmten Zeitpunkten, wie direkt nach dem Weckerklingen am Morgen oder zu Beginn der Mittagspause, sind gute Möglichkeiten, sich in Achtsamkeit zu üben. Motivieren Sie zum Ausprobieren und betonen Sie nochmal, dass jede kleine Übung hilfreich ist. Ein Achtsamkeitstagebuch kann helfen, regelmäßig zu üben. Dazu gibt es zahlreiche Apps oder auch Tagebücher, die verschiedene Achtsamkeitsstrategien anleiten und abfragen. Wenn es keine weiteren Fragen gibt, beenden Sie den Themenblock und gehen Sie zum Check-out über.

Zentrale Inhalte aus Sitzung 3:

- *Alle* Gefühle haben eine Funktion. Sie liefern uns Informationen über unsere Bedürfnisse und dienen der Kommunikation.
- Gefühle sind wie Wellen; sie können sehr intensiv werden, aber sie flauen nach kurzer Zeit von allein wieder ab.
- Stimmung hält länger an und entsteht dadurch, dass der Auslöser wiederkehrend oder anhaltend ist oder dass Emotionen unterdrückt werden.
- Man kann Gefühle steuern und die Emotionswahrnehmung und den Emotionsausdruck beeinflussen.

- Achtsamkeit ist ein hilfreiches Werkzeug, das die Aufmerksamkeitslenkung und die Selbstwahrnehmung schult.
- Achtsamkeit kann man auf alles anwenden: den eigenen Körper, Gefühle, Gedanken, Aktivitäten, die eigene Umgebung.
- Durch das genaue Beobachten schafft Achtsamkeit die Möglichkeit, sich eigene Gedanken-, Verhaltens- oder Gefühlsmuster bewusst zu machen und sie zu verändern.

3.6 Sitzung 4

Dies ist schon die abschließende Sitzung der Gruppenpsychotherapeutischen Grundversorgung. Meist ist man an diesem Punkt schneller angelangt, als man zum Start der Gruppe erwartet hatte. Doch auch in dieser letzten Sitzung werden noch zwei wichtige Themen vorgestellt. Im Zeitplan sind die Themen eher knapp bemessen, damit genügend Zeit für den Check-out und den Abschluss der Gruppentherapie bleibt. Der Check-out wird in dieser Sitzung verlängert, um ausreichend Zeit für Reflexion und Feedback zu lassen. Auch offene Fragen bezüglich Inhalt, Gruppentherapie allgemein oder auch generelle Möglichkeiten zur Weiterbehandlung können hier besprochen werden.

Dauer	Inhalt	Methode
15 min	Check-in	Blitzlichtrunde(n)
30 min	Energie-/Zeitmanagement	Psychoedukation und Übung zu: Einteilung von Zeit und Energie im Alltag (HA*)
10 min	Pause	
30 min	Zielsetzung	Psychoedukation und Übungen zu Zielsetzung, Annäherungs- und Vermeidungsziele, Übung: eigene Ziele (HA*)
25 min	Check-out	Abschließende Reflexion, Feedback zur Gruppe

* HA = Hausaufgabenvorschlag

3.6.1 Zeit- und Energiemanagement

Für diesen Themenblock sollten Sie ungefähr eine halbe Stunde einplanen. Es geht bei diesem Thema weniger darum, Strategien zum Zeitmanagement zu vermitteln (bei Bedarf können Sie aber den Zusatzbaustein aus dem Kapitel 7 benutzen). Stattdessen liegt der Fokus darauf zu verstehen, ob und wie sehr man im Alltag seinen eigenen Bedürfnissen gerecht wird.

Zeichnen Sie auf das Flipchart einen Kreis, der die 24 Stunden eines Tages symbolisiert. Erarbeiten Sie zuerst gemeinsam mit den Patienten am Flipchart, womit man typischerweise im Alltag seine Zeit verbringt. Da nicht alle Tage gleich sind, soll ein typischer Arbeitstag dargestellt werden. Tragen Sie die Aktivitäten jeweils in das Tortendiagramm ein, sodass die ungefähre Zeit (bezogen auf einen 24-Stunden-Tag) verdeutlicht wird. Wenn man von einer typischen Arbeitszeit von acht Stunden am Tag ausgeht, wäre das Tortenstück für Arbeit also ein Drittel des Kreises. Eine beispielhafte Auflistung von Aktivitäten und einigen Zeiteinschätzungen finden Sie in der nächsten Textbox. Aktivitäten, die nur ein- oder zweimal in der Woche oder auch nur ein- oder zweimal im Monat ausgeführt werden, können als durchschnittliche Zeit berechnet auf einen Wochentag dargestellt werden: Wenn man zum Beispiel einmal in der Woche für zwei Stunden Sport macht, wäre das auf den durchschnittlichen Tag in der Woche gerechnet ungefähr zwanzig Minuten am Tag. Es kommt bei dieser gemeinsamen Sammlung am Flipchart nicht darauf an, dass der Tag minutengenau dargestellt wird, sondern nur darum, das Prinzip des Tortendiagramms zu erklären und gleichzeitig die verschiedenen Aktivitäten und »Zeitfresser«, die es im Alltag geben kann, zu sammeln. Gerade Dinge wie Fahrtwege, Mahlzeiten, Körperpflege oder Zeit am Handy und Computer werden in der Zeitplanung nämlich häufig nicht ausreichend berücksichtigt (angelehnt an Kiesewetter & Dimke 2018).

Teilen Sie das Arbeitsblatt 6 aus und lassen Sie die Teilnehmenden ihr eigenes Tortendiagramm ausfüllen. Es sollte ein möglichst typischer Tag der aktuellen Lebenssituation dargestellt werden. Das heißt, wenn jemand gerade in Elternzeit ist, sollte der Tag ohne Arbeit und mit Kind dargestellt werden. Wenn jemand gerade ein oder zwei Wochen Urlaub hat, kann diese Situation wahrscheinlich als Ausnahmesituation gelten, sodass die Erarbeitung eines typischen Arbeitstages hilfreicher ist. Wenn jemand gerade längerfristig arbeitsunfähig ist, sollte die Lebenssituation ausgewählt werden, für die die Erarbeitung dieses Tortendiagramms für die Person am interessantesten und relevantesten ist. Generell sollte die Übung so individualisiert werden, dass jede und jeder möglichst viel Nutzen daraus zieht. Das heißt, dass auch bei einem Wechsel zwischen Berufsschule und betrieblicher Ausbildung, wechselnder Kinderbetreuung bei getrennt lebenden Eltern oder bei anderen wichtigen Merkmalen des Alltags das Tortendiagramm so gestaltet wird, dass die Person einen möglichst guten Überblick über den eigenen Zeitaufwand für persönlich relevante und häufige Aktivitäten bekommt. Es könnten in bestimmten Fällen auch zwei verschiedene Tortendiagramme genutzt werden.

Beispiele für typische Aktivitäten im Alltag:

- Schlaf – ca. 6–8 Stunden (d. h. ein Drittel bis ein Viertel des Kreises)
- Arbeit – typischerweise 8 Stunden (d. h. ein Drittel des Kreises)
- Fahrtwege – z. B. 30 Minuten (d. h. ein schmaler Streifen im Kreis)
- Mahlzeiten inklusive Zubereitung
- Zeit mit der Familie
- Betreuung von Kindern
- Pflege von Angehörigen
- Haushalt, Einkaufen
- Körperpflege
- Sport
- Freizeitaktivitäten, Freunde treffen
- Zeit am Handy, Computer, Fernsehen
- Regelmäßige Termine, z. B. Arztbesuche, Psychotherapie

Geben Sie der Gruppe ungefähr fünf bis zehn Minuten Zeit für die individuelle Bearbeitung. Fragen Sie dann nach ersten Erkenntnissen bei der Bearbeitung des Arbeitsblatts und reflektieren Sie gemeinsam. Erkenntnisse könnten sein, dass man sehr viel Zeit mit Dingen verbringt, die einem als Aktivitäten oder »Zeitfresser« nur wenig bewusst sind. Oder auch, dass bestimmte Aktivitäten im Alltag relativ gesehen viel mehr Zeit einnehmen, als man dachte oder das gern hätte. Oder auch, dass für bestimmte Aktivitäten eigentlich kaum Zeit bleibt oder sie komplett fehlen (z. B. Zeit für sich allein, Entspannung oder andere angenehme Aktivitäten).

Leiten Sie danach über zur Berücksichtigung der eigenen Bedürfnisse im Alltag. Dies könnten Sie durch die Frage machen: »Wonach planen Sie eigentlich Ihren Alltag?« Reagiert man beispielsweise immer direkt auf Anfragen von außen (d. h. wenn ein Freund sich verabreden möchte oder die Chefin Überstunden verlangt, plant man das zum nächstmöglichen Zeitpunkt ein) oder hat die Arbeit immer höchste Priorität, dann kommt die Familie, dann der Haushalt und danach alles andere …?

In unserer Alltagsplanung ist aber nicht nur die verfügbare Zeit eine Limitation, die wir berücksichtigen müssen, sondern auch unsere Energie. Schlagen Sie vor, einmal die Aktivitäten danach zu überprüfen, wie viel Energie sie einem geben oder nehmen. Damit ist gemeint, ob es eher anstrengend und ermüdend ist, diese Aktivität auszuführen, oder ob man sich hinterher erholter oder lebendiger fühlt. Mit Energie ist nicht unbedingt gemeint, welche Aktivität tatsächlich im physischen, körperlichen Sinne mehr Energie verbraucht (z. B. verbraucht man beim Sport mehr Energie als beim Fernsehen), sondern eher die psychische, mentale Energie (wobei man sich nach Sport vermutlich besser fühlt als nach Fernsehen). Diese Einschätzung des eigenen Energielevels hat damit zu tun, was einem selbst guttut, das heißt, ob und in welchem Maße die eigenen Bedürfnisse erfüllt werden. Dazu gehört auch die Berücksichtigung der eigenen Werte und Ziele: Wenn ich einer Arbeit nachgehe, die meinen persönlichen Werten und Zielen entspricht, erlebe ich diese Beschäftigung vermutlich als erfüllend. Wenn ich aber einer Arbeit nachgehe, die mir zutiefst widerstrebt oder die mich meinen persönlichen Zielen nicht näherbringt, dann erlebe ich diese Arbeit höchstwahrscheinlich als schwer und energieraubend. Daher kann die Überprüfung des eigenen Alltags danach, wie viel Energie ich bekomme oder verbrauche, sehr spannend sein, um herauszufinden, ob und inwieweit der eigene Alltag bedürfnisorientiert gestaltet ist.

Lassen Sie die Gruppe das eigene Tortendiagramm noch einmal anschauen und anhand der Frage nach persönlichem Energiegewinn oder -verlust neu bewerten. Eine Möglichkeit ist, an die einzelnen Tortenstücke eine Prozentzahl zu schreiben, die den gefühlten Energiegewinn oder -verlust beschreibt. Eine andere Möglichkeit wäre, ein Balkendiagramm zu zeichnen, das pro Aktivität anzeigt, ob der Energiebalken positiv oder negativ ist und wie viel Energie sie relativ zueinander kosten beziehungsweise geben. Das könnte bei (erholsamem) Schlaf zum Beispiel +60% sein, wenn man meint, dass man aus seinem Schlaf einen Großteil seiner Energie zieht. Oder aber –40% bei Fahrtwegen, wenn diese durch zähe Autofahrten mit viel Stau sehr anstrengend sind. Es gibt sicherlich Aktivitäten, die Energie kosten *und* geben, wie vielleicht die Arbeit oder Zeit mit den Kindern. Dann könnte diese Aktivität entweder genauer in die verschiedenen Aspekte unterteilt werden (z.B. kreatives Arbeiten mit Kunden +40%, Organisatorisches und Buchhaltung –50%) oder eine Bilanz errechnet werden (z.B. kostet Arbeit in Summe doch mehr Kraft, als sie gibt, sodass die Bilanz bei –10% liegen könnte). Am Ende sollen die Prozentzahlen nicht unbedingt eine mathematisch korrekte Berechnung ermöglichen, sondern vielmehr das persönlich empfundene Energielevel und die Relationen der einzelnen Aktivitäten zueinander darstellen. Als Hausaufgabe können die Teilnehmenden entweder die begonnene Übung fortsetzen und weitere Details zufügen. Oder sie könnten ein zweites Tortendiagramm erstellen, in dem die Wunschvorstellung eines idealen Alltags dargestellt wird.

Reflektieren Sie am Ende gemeinsam mit der Gruppe, was bei der Übung aufgefallen ist. Warum kann es sinnvoll sein, seinen Energielevel im Alltag zu berücksichtigen? Wäre es möglich, den Alltag mehr danach zu planen, was man selbst braucht, um nicht in ein Energiedefizit zu geraten? Erklären Sie, dass ein dauerhaftes Energiedefizit ungesund ist und zu Problemen führen kann. Hier könnte man einen Bogen zur ersten Sitzung und dem Thema Stress schlagen. Im Alltag unserer westlichen Gesellschaft passiert es schnell, dass man sich an fünf Wochentagen verausgabt und dann an den zwei Tagen am Wochenende wieder versucht aufzutanken. Wenn dann aber an den Wochenenden auch pausenlos Verpflichtungen nachgekommen wird (z. B. Familientreffen, lange im Voraus geplante Verabredungen, Haushalt, Freizeitaktivitäten der Kinder, Großeinkauf) und eher Freizeitstress als Erholung ansteht, wird die ersehnte Erholung auf den Jahresurlaub verschoben. Je weiter die Erholung aber nach hinten verschoben wird und Bedürfnisse im Alltag nicht berücksichtigt werden, desto eher erlebt man chronischen Stress und riskiert körperliche und psychische Beschwerden. Verwenden Sie bei Bedarf die untenstehende Metapher der Sauerstoffmaske, wenn Teilnehmende eigene Bedürfnisse zugunsten anderer Personen stark zurückstellen.

Es kann auch sein, dass eine bestimmte, eigentlich angenehme Aktivität, die einem Energie geben sollte (z. B. Freunde treffen), zu einem unpassenden Zeitpunkt Energie verbraucht (z. B. wenn man gerade einen anstrengenden Arbeitstag hinter sich hat), weil zu dem Zeitpunkt erstmal andere Bedürfnisse befriedigt werden sollten (z. B. Alleinsein). Es ist also im Sinne der körperlichen und psychischen Gesundheit sinnvoll, auch im Alltag seine eigenen Bedürfnisse zu kennen und zu berücksichtigen. Beenden Sie die Übung und die Reflexion. Wenn genügend Zeit ist, passt hier die Geschichte vom Philosophie-Professor sehr gut als Ergänzung (Kapitel 7).

Metapher: Sauerstoffmaske

Wenn Patienten berichten, dass sie im Alltag für Ihre Kinder (oder Angehörige oder andere) da sein wollen und müssen, kann diese Metapher ein guter Denkanstoß sein.

»Im Flugzeug gibt es ja die Anweisung, dass bei einem Druckverlust in der Kabine Sauerstoffmasken zu benutzen sind. Man soll aber zuerst sich selbst eine Sauerstoffmaske aufsetzen, bevor man Kindern oder anderen hilfebedürftigen Menschen hilft. Dies liegt daran, dass man anderen nicht mehr helfen kann, wenn man selbst unter akutem Sauerstoffmangel leidet.
Das gleiche Prinzip gilt für die Versorgung von Bedürfnissen im Alltag. Wenn man nur für andere da ist und sich selbst dabei vernachlässigt, ist man irgendwann so ausgebrannt und kraftlos, dass man für

andere keine (gute) Hilfe mehr ist. Daher ist es auch als Elternteil, als pflegender Angehöriger oder als gute Freundin wichtig, zunächst sich selbst ausreichend zu versorgen (v.a. Grundbedürfnisse wie Schlaf, Essen und Trinken und körperliche Erholung), bevor man anderen hilft. Natürlich muss man in manchen Situationen die eigenen Bedürfnisse kurzzeitig hintenanstellen. Aber wenn man sich komplett für andere vernachlässigt, tut man weder sich noch anderen langfristig etwas Gutes.«

3.6.2 Zielsetzung

Nach der Pause geht es an das letzte Thema der Gruppentherapie: Ziele. Planen Sie auch für das letzte Thema ungefähr eine halbe Stunde Zeit ein. Als mögliche Überleitung können Sie auf die Wichtigkeit von persönlichen Werten und Zielen für eine gute Alltags- und Lebensgestaltung (d.h. die großen Steine aus der Geschichte vom Philosophie-Professor) verweisen. Fragen Sie die Gruppe, wofür es gut ist, sich Ziele zu setzen, und halten Sie dies stichpunktartig am Flipchart fest. Mögliche Punkte sind in der nächsten Textbox aufgeführt.

Warum es gut ist, sich Ziele zu setzen

- Ziele sind aktivierend und motivieren.
- Ziele können Unsichtbares bzw. Abstraktes sichtbar und messbar machen (z.B. sportliche Verbesserung, Aufbau bestimmter Fähigkeiten, persönliche Weiterentwicklung).
- Ziele bieten Orientierung, geben eine Richtung an.
- Wenn man ein Ziel erreicht, kann man den Erfolg würdigen.
- Ziele sind eine Möglichkeit zu überprüfen, ob und inwieweit man erfolgreich ist (Kontrolle).
- Ziele helfen, Prioritäten zu setzen (z.B.: Wenn mein Ziel ist, einen Abschluss zu schaffen, dann ist es im Moment wichtiger, für die Prüfungen zu lernen als den Keller auszumisten) und damit Entscheidungen zu treffen.
- Ziele können die Verbindung und Kommunikation mit anderen unterstützen (z.B. um im Team gut zusammenzuarbeiten oder in einer Paarbeziehung gemeinsam Dinge oder Werte zu verfolgen).

Erklären Sie als Nächstes die Unterscheidung zwischen Vermeidungs- und Annäherungszielen. Sie können dafür direkt die nächste Übung anleiten und an diesem Beispiel anschließend die Unterscheidung verdeutlichen. Verdeutlichen Sie zuerst die Effekte eines beispielhaften Vermeidungsziels und vergleichen Sie diese dann mit der Wirkung eines Annäherungsziels. Fragen Sie entweder in die Runde, ob jemand schon im Verlauf der Gruppe ein persönliches Veränderungsziel für sich gefunden hat, oder geben Sie als mögliches Ziel ein typisches vor (z.B. »Ich möchte weniger gestresst sein«). Wichtig hierbei ist es, dass es sich zunächst um ein Vermeidungsziel handelt: das heißt, dass das Ziel so formuliert ist, dass eine bestimmte Reaktion (ein Verhalten, typische Gedanken oder eine emotionale Reaktion) *weniger* gezeigt werden soll oder man von etwas Abstand gewinnen möchte. Typische Vermeidungsziele beinhalten die Worte »weniger«, »nicht«, »nie mehr« und »kein« und unerwünschte Eigenschaften oder Zustände. Helfen Sie dann während der Übung dabei, als Alternative ein Annäherungsziel zu formulieren. Kennzeichnend für Annäherungsziele sind Worte wie »mehr«, »besser« und »häufiger« sowie erwünschte Eigenschaften und Zustände.

Übung: Annäherungs- statt Vermeidungsziel

Fragen Sie in die Gruppe, wer sich für eine Übung zur Verfügung stellen möchte. Bitten Sie die Teilnehmerin dann aufzustehen. Ihr Stuhl symbolisiert den aktuellen Zustand beziehungsweise eine konkrete Reaktion, die sie nicht mehr haben möchte (z.B. häufiges Grübeln, viel Stress und Anspannung, starke Selbstzweifel). Leiten Sie die Patientin an, den Stuhl im Blick zu behalten und sich dann möglichst weit von ihm zu entfernen. Das heißt, die Patientin bewegt sich rückwärts, oder höchstens seitlich, vom Stuhl weg. Sobald sie die größtmögliche Distanz zwischen sich und den Stuhl gebracht hat, reflektieren Sie kurz gemeinsam. Wie war der Weg? Wie leicht oder schwer? Wie ging es ihr dabei? Was ist der Gruppe aufgefallen?

Wiederholen Sie die Übung, diesmal mit einem anderen Fokus. Diesmal soll sich die Patientin (gern mit der Unterstützung der Gruppe) ein konkretes Ziel überlegen und das auch symbolisch im Raum verorten. Achten Sie als Gruppenleitung darauf, dass das Ziel möglichst konkret und als Annäherungsziel formuliert ist (z.B. »Ich möchte im Kontakt mit anderen selbstbewusster auftreten«). Leiten Sie die Patientin dann an, dieses Ziel im Blick zu behalten und sich dann vom Stuhl zu entfernen. Das heißt, die Patientin hat den Stuhl im Rücken und bewegt sich auf ihr Ziel (z.B. am gegenüberliegenden Ende des Raums) zu. Sobald sie ihr Ziel erreicht hat, reflektieren Sie wieder gemeinsam. Wie war der Weg? Wie leicht oder schwer? Wie ging es ihr dabei? Was ist der Gruppe aufgefallen?

Fragen Sie die Patientin nach Ihren Erfahrungen und was ihr aufgefallen ist, und reflektieren Sie dann die Übung mit der gesamten Gruppe. Was könnte man daraus ableiten? Erkenntnisse könnten sein, dass bei Vermeidungszielen der Fokus stark auf dem Unangenehmen liegt, das man eigentlich hinter sich lassen will. Das kann auch den Impuls auslösen, wieder zurückzugehen oder das Gefühl, sich nicht weit entfernen zu können. Der erste Teil der Übung hat gezeigt, dass die Teilnehmerin wortwörtlich rückwärtsgerichtet war. Daher kann auch die Stimmung bei Vermeidungszielen eher gedrückt und angestrengt sein. Beim Blick auf den unerwünschten Zustand sieht man außerdem nicht, wohin man sich bewegt, sodass man auf dem Weg unsicher ist und eventuell auch Hindernisse nicht oder zu spät bemerkt.

Wenn man stattdessen ein klares Ziel vor Augen hat und den unerwünschten Zustand hinter sich lässt, geht man sicherer, aufgerichteter und zielstrebiger und kann sich auf den Weg mit eventuellen Hindernissen konzentrieren. Den Fokus auf das Ziel zu richten kann auch sehr motivierend sein, weil man die Freude über den Erfolg und den erwünschten Zustand antizipiert. Annäherungsziele lassen uns, wie in der Übung klar zu sehen, nach vorne schauen. Das Fazit kann sein, dass ein klares Ziel dabei hilft, unerwünschte Zustände tatsächlich hinter sich zu lassen. Das bedeutet nicht, dass man vergessen oder ignorieren soll, was man zurücklässt, aber dass der Fokus weniger in der Vergangenheit und mehr auf den Handlungsmöglichkeiten der Gegenwart und dem Ziel in der Zukunft liegen sollte. Annäherungsziele helfen uns also, unseren Wünschen und Zielen näher zu kommen.

Der Vorteil von Annäherungs- gegenüber Vermeidungszielen hat auch ein neuronales Korrelat. Zur Verdeutlichung für die gesamte Gruppe können Sie hier die Rosa-Elefant-Übung durchführen (siehe nachfolgende Textbox) oder kurz die Metapher erklären. Erklären Sie, dass das Gehirn das Wort »nicht« nicht umsetzen kann, sondern dass stattdessen genau das, woran man nicht denken möchte, im Gehirn aktiviert wird. Das Gehirn sucht quasi genau danach, was es ignorieren soll. Meist haben Patienten schon die Idee, dass man für erfolgreiche Ablenkung dann gezielt an etwas anderes denken muss. Übertragen Sie dieses Phänomen auch auf Alltagssituationen oder -floskeln: Was passiert bei dem Kommentar »Mach dir keine Sorgen«? Woran denken Sie, wenn der Gedanke lautet: »Ich hoffe, ich blamiere mich nicht völlig« oder »Ich hoffe, ich falle nicht durch die Prüfung«?. Dies sind einige Beispiele dafür, dass die Formulierung des impliziten Ziels umgekehrt werden sollte, um sich statt eines Vermeidungsziels (sich *nicht* zu blamieren) ein Annäherungsziel (z.B. »Ich möchte bei der Präsentation selbstbewusst meine Ergebnisse präsentieren«) zu setzen. Verweisen Sie eventuell auf die umgangssprachliche Formulierung von »positiven« Zielen, die meist eigentlich diese Formulierung als Annäherungsziele meint.

Übung: Rosa Elefant

»Stellen Sie sich jetzt *nicht* vor, dass dort durch die Tür ein rosa Elefant kommt. Stellen Sie sich auch *nicht* vor, dass der rosa Elefant hier durch den Raum spaziert. Stellen Sie sich auch *nicht* vor, dass der rosa Elefant eine Blume im Rüssel hält und einen kleinen Hut auf dem Kopf trägt. (Schmücken Sie die Geschichte beliebig aus.)
Woran haben Sie gerade gedacht?«

Eine weitere Übung verdeutlicht, dass die reine Vorstellung von erwünschten Zuständen bereits kleine Veränderungen bewirken kann. Leiten Sie dazu die Übung aus der nächsten Textbox an. Fragen Sie nach den Erfahrungen mit der Übung – meist gibt es direkt einige Ausrufe des Erstaunens. Ziel der Übung ist es, dass nach der Imagination »auf magische Weise« das Drehen um die eigene Achse im zweiten Versuch weiter geht als im ersten. Fragen Sie die Patientinnen gern augenzwinkernd, ob sie sich vielleicht beim ersten Versuch nicht so viel angestrengt haben, wie beim zweiten. Validieren Sie natürlich auch dies als eine mögliche Erklärung.

Erklären Sie anschließend den Mechanismus: dass die möglichst bildliche und sinnliche Vorstellung von konkreten Zielzuständen im Gehirn ähnliche Aktivität erzeugt wie das tatsächliche Erleben bestimmter Dinge (z. B. »gelassen sein« oder ein gut ausgeführter Schlag beim Tennis). Diese imaginative Methode kennen vielleicht einige aus dem Autogenen Training (»Mein rechter Arm wird ganz schwer und entspannt«) und wird auch im Profi-Sport oder von Profi-Musikern als kraft- und ressourcenschonende Ergänzung des Trainings genutzt. Beispielsweise stellen sich Kletterinnen für eine bestimmte, schwierige Stelle am Fels die einzelnen Bewegungsabläufe und die Muskelnutzung, die für das Meistern der Stelle notwendig sind, im Detail vor. Oder Schlagzeuger machen teilweise Trockenübungen und üben ohne Instrument, vor allem gedanklich, die einzelnen Bewegungen. Das bildliche Vorstellen ersetzt selbstverständlich nicht komplett das Einüben oder Umsetzen bestimmter Aktivitäten, aber es kann eine wirksame Ergänzung sein. Daher ist es zur Erreichung von persönlichen Zielen und zum Umsetzen bestimmter Veränderungen hilfreich, sich möglichst genau auszumalen, wie man sich fühlen und wie es aussehen wird, wenn man dieses Ziel erreicht haben wird.

Übung: Zielvisualisierung

Alle stellen sich so hin, dass sie um sich herum genügend Platz haben, um sich um die eigene Achse zu drehen. Stellen Sie sich hüftbreit hin. Strecken Sie einen Arm und den Zeigefinger nach vorne aus. Drehen Sie sich jetzt in diese Richtung um die eigene Achse (wenn der rechte Arm und Zeigefinger ausgestreckt wurden, dann rechts herum; andernfalls linksherum). Die Füße bleiben dabei am Boden stehen, der Rest des Körpers darf so weit gedreht werden, wie es geht (ohne Schmerzen zu verursachen). Auch der Kopf und der Blick werden mit gedreht. Motivieren Sie die Gruppe, wirklich ihr Bestes zu geben. Die Stelle, an der sie nicht mehr weiterkommen, sollen sich alle einprägen. Dann drehen sich alle zurück in die Ausganposition. Leiten Sie dann eine kurze Imagination (im Stehen) an. Wer mag, schließt die Augen, alle andern fixieren einen Punkt vor sich auf dem Boden, an dem sie nicht abgelenkt sind.

»Stellen Sie sich vor (nur vorstellen!), dass Sie wieder Ihren Arm und den Zeigefinger vor sich ausstrecken. Stellen Sie sich vor, wie Sie sich um die eigene Achse drehen, bis zu dem Punkt, an dem Sie gerade nicht weitergekommen sind. Stellen Sie sich jetzt vor, dass Sie sich weiter drehen können: ein oder zwei Zentimeter, vielleicht sogar ein ganzes Stück! Stellen Sie sich vor, wie sich das körperlich anfühlen würde und wohin Ihr Blick dann gerichtet wäre. Kommen Sie dann mit der Aufmerksamkeit zurück in diesen Raum und öffnen Sie die Augen.«

Leiten Sie dann eine Wiederholung der Übung von eben an – und schauen Sie, was passiert.

Um Ziele möglichst konkret zu formulieren, ist auch die SMART-Methode hilfreich. Diese Methode ist meist einigen Teilnehmenden bereits aus der Arbeitswelt bekannt. Erarbeiten Sie aber trotzdem kurz gemeinsam die Bedeutung (siehe nachfolgende Textbox).

SMARTe Ziele

S: Spezifisch (Was genau will ich erreichen oder verändern?)
Beispiel: Ich möchte einen Halbmarathon absolvieren, ohne Gehpausen einzulegen.
Oder: Ich möchten bei einem Halbmarathon ins Ziel kommen, ohne abzubrechen.

M: Messbar (Woran kann ich den Fortschritt erkennen?) In der Verhaltenstherapie wird häufig gefragt: »Woran würden Sie im Alltag eine Veränderung bemerken (z. B. bezogen auf mehr Gelassenheit oder weniger Ängste)?«
Beispiel: Ich laufe beim nächsten Stadtlauf die 21 Kilometer, ohne Gehpausen einzulegen.
Oder: Ich möchte beim nächsten Stadtlauf die 21 Kilometer absolvieren und im Ziel ankommen, egal in welchem Tempo.

A: Attraktiv (Die Zielerreichung soll erstrebenswert sein. Hier spielen Annäherungsziele eine Rolle)
Beispiel: Ich möchte meine Lauftechnik und meine Ausdauer verbessern. Außerdem werde ich eine Laufroutine etablieren, die mir gutun wird. Und ich freue mich auf das Erfolgserlebnis, wenn ich am Ende eine Urkunde habe, auf der mein Name steht.

R: Realistisch (Ist es für mich unter den aktuellen Umständen und im Anbetracht der Zeit möglich, dieses Ziel zu erreichen?) Hier wird die Abhängigkeit zwischen den einzelnen Parameter des SMART-Ziels deutlich.
Beispiel: Es ist realistisch für mich, auf den Stadtlauf in fünf Monaten hin zu trainieren. Es wäre unrealistisch für mich, den Halbmarathon morgen zu schaffen. Wenn ich aktuell einen akuten Bandscheibenvorfall habe, ist der Halbmarathon für mich momentan eher unrealistisch.

T: Terminiert (Ein konkreter Zeitpunkt wird definiert, bis zu dem das Ziel erreicht und der Erfolg überprüft werden soll)
Beispiel: Ich möchte den Halbmarathon in fünf Monaten beim Stadtlauf absolvieren.

Als Letztes sollen die Teilnehmenden auf Basis dieses Wissens zu Zielsetzung einige persönliche Ziele aufschreiben. Dies können persönliche Veränderungsziele oder Therapieziele sein. Teilen Sie das Arbeitsblatt 7 aus und lassen Sie der Gruppe Zeit für die individuelle Bearbeitung. Reflektieren Sie anschließend die Zielerarbeitung. Es müssen keine konkreten Ziele mit der Gruppe geteilt werden. Stattdessen geht es eher um Erfahrungen beim Formulieren von Zielen: Was fiel leicht, was eher schwer? Erarbeiten Sie gemeinsam mit der Gruppe, was bei der Formulierung von persönlichen Zielen hilfreich sein kann. Ideen dazu finden Sie in der nächsten Textbox. Geben Sie die weitere Bearbeitung der persönlichen Ziele als Hausaufgabe mit. Gehen Sie auf Fragen zum Thema Zielsetzung ein und beenden Sie dann die inhaltliche Arbeit.

Hilfreich beim Formulieren und Erreichen von Zielen:

- Berücksichtigen der eigenen aktuellen Lebenssituation, Gesundheit und Leistungsfähigkeit
- Große Ziele in Teilziele unterteilen
- Erfolgreich erreichte Ziele auch anerkennen (auch Teilziele)
- Bei Misserfolgen reflektieren und ggf. Zielstellung anpassen
- Automatische Bewertungen erkennen (z. B. Vergleiche mit anderen, oder mit früheren Leistungsgrenzen und Erfolgen)
- Auch ausgleichende Aktivitäten, Pausen und Ressourcen einplanen, nicht nur anspruchsvolle Leistung von sich fordern

3.6.3 Letzter Check-out und Abschluss der Gruppentherapie

Dieser Check-out ist gleichzeitig der Abschluss der Gruppentherapie. Nehmen Sie sich daher genügend Zeit, ungefähr fünfundzwanzig Minuten, für Reflexion, Feedback und eventuelle Fragen aus der Gruppe. Fragen Sie zuerst danach, welche Erkenntnisse oder Stichworte die Patienten aus der heutigen Sitzung mitnehmen. Anschließend sollte Raum gegeben werden, um den gesamten Gruppenpsychotherapieprozess zu reflektieren. Fragen dazu können sein: Wie war die Gruppentherapie für Sie? Hat die Gruppentherapie Ihre Erwartungen erfüllt? Was haben Sie durch die Gruppentherapie gelernt?

Als Nächstes kann eine offene Runde zu allgemeinen Fragen zu Psychotherapie, Gruppentherapie oder Möglichkeiten zur Weiterbehandlung folgen. Da die Gruppenpsychotherapeutische Grundversorgung insbesondere auch über therapeutische Prozesse aufklären soll, wäre hier noch einmal eine gute Gelegenheit, eventuelle Unklarheiten zu erläutern. Bedenken Sie dabei aber, dass Sie im Rahmen der Gruppentherapie keine individuelle Therapieplanung für die Teilnehmenden erbringen können. Zur Unterstützung könnten Sie allgemeine Informationsmaterialien, wie zum Beispiel die Schaubilder von der KBV zu den verschiedenen psychotherapeutischen Versorgungsangeboten, austeilen.

Als Letztes fragen Sie die Gruppe nach Feedback zum Ablauf der Umsetzung der Gruppentherapie. Zum einen dient dies der Überprüfung der Erwartungen der Teilnehmenden an die Gruppentherapie und an Sie als Gruppenleitung. Daraus können Sie ableiten, ob die Ziele Ihres Gruppenangebots gut kommuniziert wurden und für Ihre Patientinnen passend sind. Zum anderen können Sie viel daraus für die Anleitung lernen: welche Themen gut verstanden wurden, welche Übungen und Methoden gut angekommen sind oder was an Ihrer Art als Gruppenleitung den Teilnehmenden besonders gefallen hat. Berücksichtigen Sie bei der Auswertung des Feedbacks aber immer, dass diese Eindrücke von dieser einzelnen Person oder vielleicht dieser konkreten Gruppe stammen und nicht zwangsläufig generalisierbar sind. Sie können also Ihr Gruppenkonzept anhand des Feedbacks anpassen – müssen das aber nicht. Denn keine Gruppentherapie (und wahrscheinlich auch keine Einzeltherapie) kann alle Wünsche und Bedürfnisse von Patienten an Behandler und Psychotherapie allgemein erfüllen. Wichtig ist, dass Sie als Gruppenleitung unter den gegebenen Umständen – das heißt mit dieser konkreten Gruppe, mit Ihren therapeutischen Fähigkeiten und Erfahrungen als Gruppenleitung und im Rahmen der Gruppenpsychotherapeutischen Grundversorgung – zufrieden sind. Und mit Sicherheit konnte jede Person in der Gruppe zumindest etwas Hilfreiches, sei es bestimmtes Wissen, ein einzelner Denkanstoß oder eine bestimmte Erfahrung, aus dieser Gruppentherapie mitnehmen.

Zentrale Inhalte aus Sitzung 4:

- Die Berücksichtigung von Energiegewinn oder -verlust kann helfen, den Alltag angenehmer zu gestalten.
- Ob etwas Energie gibt oder nimmt, hängt mit den eigenen Bedürfnissen, Werten und Zielen zusammen.
- Ziele sind motivierend, geben Kontrolle und Orientierung.
- Annäherungsziele und konkrete Zielvorstellungen helfen dabei, den eigenen Zielen näher zu kommen.

KAPITEL 4

Cheat Sheets

Diese Cheat Sheets dienen als Spickzettel für Sie als Gruppenleitung während der Sitzungen. Dort stehen zusammengefasst beziehungsweise in Stichworten die zentralen Inhalte und Übungen der jeweiligen Sitzung aufgelistet. Die genaue Zeiteinteilung können Sie selbst in die Tabelle eintragen, sodass Sie anhand konkreter Uhrzeiten einen Überblick darüber haben, wann Sie mit dem nächsten Abschnitt beginnen sollten. Machen Sie sich auf den Cheat Sheets eventuell eigene Notizen zu Inhalten oder zur Anleitung, die Ihnen beim Lesen des Manuals wichtig erscheinen oder die Ihnen während der Durchführung oder bei der Nachbereitung der Gruppentherapie auffallen.

Das Manual soll Ihnen vorab möglichst viele Informationen zur Vorbereitung der Inhalte und Abläufe geben. Sie brauchen es aber nicht mit in die Sitzungen zu nehmen. Das Vorstellen und Erarbeiten der verschiedenen Themen ist zum einen nicht besonders komplex, und zum anderen ist dieses Manual nicht als strikt einzuhaltende Anleitung, sondern vielmehr als ein Gerüst für eine flexible Gruppentherapie zu sehen, die immer von den Bedürfnissen der jeweiligen Gruppe und auch von Ihren Erfahrungen als Therapeutin und Gruppenleitung abhängt. Die Cheat Sheets sollen dabei Ihre eigenen Arbeitsblätter sein, die Sie bei der Durchführung der einzelnen Sitzungen unterstützen, indem sie Sicherheit und Orientierung vermitteln. Zusammen mit Ihren eigenen Erfahrungen aus Einzeltherapien und mindestens der Gruppentherapie-Ausbildung (oder anderen Gruppentherapien) sind die Cheat Sheets eine völlig ausreichende Grundlage dafür, dass Sie als Gruppenleitung die Sitzungen mit möglichst viel Freude und Leichtigkeit meistern können.

4.1 Cheat Sheet Sitzung 1

Material:

- Flipchart, Flipchart-Stifte, Namensliste, 4 Wurfsäckchen
- Für alle Teilnehmenden: Arbeitsblätter 1 und 2, Handout 1, Stifte

Zeitplanung	Inhalt	Methode
	Einstieg, Kennenlernen	Vorstellung, Organisatorisches, Aufstellungsspiel
	Auslöser & Ansatzpunkte bei psych. Beschwerden	Vulnerabilitäts-Stress-Modell gemeinsam erarbeiten, Einzelarbeit am eigenen Modell (HA), Reflexion
	Pause	
	Namen üben und Stressreaktion erfahren	Wurfsäckchen-Spiel
	Stressreaktion & Zweck und Durchführung von Selbstbeobachtung	Körperliche Stressreaktion erläutern, Möglichkeiten der Gegenregulation gemeinsam erarbeiten, Spannungskurve (HA)
	Check-out	Kurzes Feedback, Reflexion

Organisatorisches: Struktur und Gruppenregeln (10 min)

- Sich selbst vorstellen, kurze Namensrunde Patienten
- Ggf. Organisatorisches (Termine, Absageregelung wiederholen)
- Struktur der Gruppenstunden (Check-in, 30 min Inhalt, Pause, 30 min Inhalt, Check-out)
- Hausaufgabenvorschläge, Handout am Ende der Sitzung
- Gruppenregeln, v.a. Schweigepflicht, aktive Mitarbeit, persönliche Themen begrenzt

Aufstellungsspiel (10 min)

1. Aktueller Energielevel, 2. Geburtsort, 3. Hobbys, ggf. weitere

Vulnerabilitäts-Stress-Modell (30 min)

- *Metapher:* Brand löschen (Ursache finden, Plan machen, gezielt vorgehen)

- *Flipchart:* Gemeinsam Auslöser für eine psychische Erkrankung sammeln (schon angeordnet nach Stressoren oben und Vulnerabilität unten)
- *Psychoedukation:* Fass-Modell, Unterscheidung Vulnerabilität vs. akute Stressoren, verschiedene Ursachen und damit Ansatzpunkte für Veränderung
- *Flipchart und Psychoedukation:* Beispiele für Regulationsmöglichkeiten (Metapher: Deckel und Ablaufhahn)
- *Übung und Reflexion (ca. 10–15 min):* eigenes Fass-Modell erarbeiten (Arbeitsblatt 1), als Hausaufgabe beenden

Pause (ca. 10 min)

Wurfsäckchen-Spiel (10 min)

1. in einer Reihenfolge, 2. in anderer Reihenfolge, 3. im Kreis (ggf. 4. im Kreis andersherum)

Die körperliche Stressreaktion (25 min)

- *Übung (ca. 2–5 min):* Körperliche Aktivierung nach dem Spiel beobachten und benennen
- *Flipchart:* Sammeln von (körperlichen) Symptomen der Stressreaktion
- *Psychoedukation:* Akuter Stress ist hilfreich (warum?) und chronischer ungesund (warum?)
- *Flipchart:* Gemeinsam Gegenregulationsmöglichkeiten sammeln
- *Psychoedukation:* Selbstbeobachtung anhand der Spannungskurve (Zweck + wie)
- *Flipchart:* Patientenbeispiele für aktuelle Anspannung, im Vergleich zu morgens (vor der Gruppe)
- *Hausaufgabe:* Spannungskurve (Arbeitsblatt 2), z. B. ein Tag detailliert oder über eine Woche hinweg

Check-out (15 min)

- *(Kurzes) Feedback:* Wie geht es Ihnen nach der ersten Sitzung? Erwartungen erfüllt?
- *Übung:* Ein-Wort-Abschluss »Was ist Ihnen am meisten im Kopf geblieben?«

4.2 Cheat Sheet Sitzung 2

Material:

- Flipchart, Flipchart-Stifte, Namensliste
- Für alle Teilnehmenden: Arbeitsblatt 3, Handout 2, ggf. Stifte

Zeitplanung	Inhalt	Methode
	Check-in	Blitzlichtrunde(n): Stimmung, Hausaufgabe, Fragen?
	Wie beeinflusst man Gefühle?	Modell Dreieck Gefühle-Verhalten-Gedanken, Depressionsspirale, Psychoedukation zur körperlichen Ebene, körperliche Übungen, Imaginationsübung
	Pause	
	Einfluss von Gedanken	ABC-Modell Psychoedukation und Aufstellung (HA)
	Check-out	Kurzes Feedback, Reflexion

Check-in (15 min)

- Erinnerung an letzte Sitzung: Vulnerabilitäts-Stress-Modell bzw. Fass-Modell, Spannungskurve

Wie beeinflusst man Gefühle? (35 min)

- *Einleitung:* Wie kann man Gefühle beeinflussen?
- *Flipchart:* wechselseitige Beziehungen Emotion/Gefühl – Verhalten – Gedanken (Dreieck) mit Beispielen für positive und negative Beeinflussung
- *Psychoedukation:* Regulation von Emotionen über Gedanken und Verhalten. Es kann eine Negativspirale entstehen (Dreieck der Depression). Diese Interaktionen kann man sich zu Nutze machen: Aufwärtsspirale.
- *Flipchart:* Beispielhafte Erarbeitung der Depressionsspirale und der Aufwärtsspirale
- *Übung (ca. 5 min):* Imagination (eine schöne Erinnerung, »wo es Ihnen richtig gut ging«). Sinneswahrnehmungen abfragen, zurückkehren. Reflexion.

- *Psychoedukation:* Imagination als Beispiel für Einfluss von Gedanken auf aktuelle Stimmung
- *Psychoedukation:* Einfluss des Körpers auf Emotionen/Gedanken/Verhalten, Bsp. Schmerzen
- *Flipchart:* Gemeinsam positive Beispiele für Körper → Gefühle sammeln (z. B. Genuss, Bewegung, Entspannung, Selbstfürsorge inkl. Versorgung von Grundbedürfnissen)
- *Übung (körperlich, ca. 2–5 min):* z. B. sich abklopfen, Bauchatmung, PMR
- *Psychoedukation:* Bewusst Einfluss nehmen auf den Körper kann Emotionen (z. B. Angst) und auch Gedanken (Grundannahmen, Selbstwertgefühl) beeinflussen.

Pause (ca. 10 min)

Der Einfluss von Gedanken: ABC-Modell (35 min)

- *Einleitung:* Es gibt häufig Situationen, in denen unsere Reaktion für uns selbst oder für andere unverständlich ist.
- *Flipchart und Psychoedukation:* Kurz das ABC-Modell vorstellen (A = Situation, B = Gedanke, C = Konsequenzen: Verhalten und Emotionen)
- *Übung (ca. 20 min):* ABC-Modell aufstellen (Beispiel aus der Gruppe, sonst »auf verspätete U-Bahn warten«), Wirkung von verschiedenen B ausprobieren (auch positive/lustige).
- *Metapher:* Das B im Modell ist wie eine Black Box, in der die Erklärung steckt, weshalb wir so reagieren, wie wir reagieren: meist automatisch, schnell und unbewusst.
- *Psychoedukation:* C ist nicht zwangsläufig eine Reaktion aus A, es gibt Handlungsoptionen. B ist veränderbar. Frage: »Ist der Gedanke hilfreich?« Das Modell hilft, Grundannahmen zu erkennen, welche häufige (automatische) Reaktionen erklären können.
- *Hausaufgabe:* Eine (oder mehrere) ABC-Analysen zu Alltagssituationen (Arbeitsblatt 3)

Check-out (15 min)

4.3 Cheat Sheet Sitzung 3

Material:

- Flipchart, Flipchart-Stifte, Namensliste
- Für alle Teilnehmenden: Arbeitsblatt 4, Handout 3, ggf. Stifte

Zeitplanung	Inhalt	Methode
	Check-in	Blitzlichtrunde(n): Stimmung, Hausaufgabe, Fragen?
	Überblick über die Welt der Gefühle	Aktivierende Übung, Psychoedukation zu Emotionen, Übung
	Zusammenhang Gefühle & Bedürfnisse	Psychoedukation zu Bedürfnissen und Übung zur Bedürfniswahrnehmung (HA)
	Pause	
	Achtsamkeit	Psychoedukation zum theoretischen Hintergrund und Zweck von Achtsamkeit, verschiedene Übungen (HA)
	Check-out	Kurzes Feedback, Reflexion

Check-in (15 min)

- Erinnerung an letzte Sitzung: Wie beeinflusst man Gefühle? ABC-Modell

Überblick über die Welt der Gefühle (25 min)

- *Übung (5 min)*: Ich gehe, wie's mir geht (aktuelles Gefühl, Ärger, Freude, Trauer, … Stolz)
- Reflexion und Psychoedukation: körperliche Merkmale, genetische Grundlage, wichtige Gefühle (Basisemotionen: Freude, Trauer, Ärger, Angst, Ekel, Überraschung, Verachtung), soziale und kulturelle Einflüsse (z. B. Schuld und Scham)
- *Flipchart und Psychoedukation*: Funktionen von einzelnen Gefühlen erarbeiten. »Wegweiserfunktion«: Einschätzung der aktuellen Situation, Bedürfnisse erkennen, Kommunikation
- *Flipchart und Psychoedukation*: Intensität und Dauer von Gefühlen, im Gegensatz zu Stimmung (Verlaufskurven), Emotionsregulation (stoppen, abschwächen, verstärken)
- *Übung (2–3 min)*: Wer kennt und kann welches Gefühl gut?

Zusammenhang Gefühle und Bedürfnisse (10 min)

- *Psychoedukation*: Zusammenhang Gefühle und Bedürfnisse, Warnlämpchen-Metapher
- *Übung (5 min)*: Bedürfniswahrnehmung und Reflexion (Woher weiß man, was man braucht?)
- *Hausaufgabe*: Verschiedene Gefühle protokollieren und Bedürfnisse analysieren (Arbeitsblatt 4)

Pause (10 min)

Achtsamkeit als therapeutisches Werkzeug (35 min)

- *Flipchart und Psychoedukation*: Was ist Achtsamkeit? Absichtsvolles, aufmerksames und unvoreingenommenes Beobachten (wie ein neutraler Beobachter, ein Journalist oder eine Kamera), bedingungslose Annahme des Augenblicks (Hier und Jetzt), gerichtet auf äußere Umgebung, eigene Gedanken, Gefühle, Bedürfnisse oder Köperempfindungen
- *Übung und Reflexion (5–10 min)*: einen Stuhl beschreiben statt bewerten
- *Psychoedukation*: Aufmerksamkeitslenkung und bewusstes, genaues und unvoreingenommenes Wahrnehmen, um Veränderungen zu ermöglichen
- *Übungen und Reflexion (je 5–10 Minuten)*: 5-4-3-2-1-Übung und Body Scan
- *Psychoedukation*: Achtsamkeit kann mit verschiedensten Strategien geübt werden. Entspannung kann ein Nebeneffekt sein, Ziel von Achtsamkeit ist aber die Verbesserung der Selbstwahrnehmung als Grundlage für Veränderungen (Verhaltens-, Gedanken-, und Gefühlsmuster, Versorgung von Bedürfnissen).
- *Hausaufgabe*: Achtsamkeitstagebuch oder Achtsamkeitsroutine ausprobieren

Check-out (15 min)

4.4 Cheat Sheet Sitzung 4

Material:

- Flipchart, Flipchart-Stifte, Namensliste
- Für alle Teilnehmenden: Arbeitsblätter 5 + 6, Handout 4, ggf. Stifte

Zeitplanung	Inhalt	Methode
	Check-in	Blitzlichtrunde(n): Stimmung, Hausaufgabe, Fragen?
	Energie-/Zeitmanagement	Psychoedukation und Übung zu: Einteilung von Zeit und Energie im Alltag (HA)
	Pause	
	Zielsetzung	Psychoedukation und Übungen zu Zielsetzung, Annäherungs- und Vermeidungsziele, Übung: eigene Ziele (HA)
	Check-out	Abschließende Reflexion, Feedback zur Gruppe

Check-in (15 min)

- Erinnerung an letzte Sitzung: Gefühle, Bedürfnisse, Achtsamkeit

Zeit- und Energiemanagement (30 min)

- *Flipchart*: Gemeinsame Erarbeitung von alltäglichen Aktivitäten und »Zeitfressern« (z.B.: Schlaf, Arbeit, Fahrtwege, Haushalt, Familie, Körperpflege, Mahlzeiten, Handyzeit und Einzeichnen von ungefähr relativen Anteilen in einem Tortendiagramm (Kreis = 24 Std.)
- *Übung und Reflexion*: Individuelle Tortendiagramme zu einem typischen Tag erarbeiten (Arbeitsblatt 5)
- *Psychoedukation*: Berücksichtigung von Bedürfnissen: Was kostet Energie, was gibt Energie? (Nicht im physischen Sinne, sondern psychisch: Wann fühle ich mich lebendig?)
- *Übung*: Individuelle Einschätzung, was wie viel Energie gibt oder braucht (in %), Reflexion.
- *Psychoedukation*: Bedürfnisse müssen regelmäßig versorgt werden
- Ggf. Geschichte vom Philosophie-Professor

Pause (10 min)

Zielsetzung (30 min)

- *Flipchart und Psychoedukation*: Wozu sind Ziele gut? (Aktivierend, motivierend, geben Orientierung und dienen der Kontrolle bzw. Reflexion, Prioritäten setzen, Erfolge erkennen)
- *Psychoedukation*: Unterscheidung zwischen Annäherungs- und Vermeidungszielen
- Übung mit einer Patientin: Annäherungs- statt Vermeidungsziel (Stuhl = das, was man hinter sich lassen möchte), Reflexion durch Patientin und mit der Gruppe.
- *Psychoedukation*: Ein klares Ziel hilft dabei, zielgerichteter zu sein, sich auf den Weg zu fokussieren, ggf. Hindernisse zu erkennen, sorgt für mehr Leichtigkeit und Motivation
- *Psychoedukation und Übung*: Rosa Elefant. Verneintes wird im Gehirn aktiviert. Alltagsbeispiele: »Sich keine Sorgen machen« und hilfreichere Alternativen finden.
- *Übung (ca. 5 min)*: Zielvisualisierung
- *Flipchart und Psychoedukation*: SMARTe Ziele (spezifisch, messbar, attraktiv, realistisch, terminiert)
- *Übung und Reflexion*: Ziele für den Alltag oder die Psychotherapie formulieren (Arbeitsblatt 6)
- *Flipchart und Psychoedukation*: Tipps zur Zielerreichung (u.a. aktuelle Leistungsfähigkeit berücksichtigen, Teilziele, Erfolge anerkennen, auch Ressourcen und Ausgleich einplanen)

Check-out und Abschluss (20–25 min)

- Wie geht es Ihnen jetzt?
- Was nehmen Sie sich aus der Gruppe (heute und insgesamt) mit?
- Feedback zur Gruppe

KAPITEL 5

Handouts

Im Folgenden finden Sie Handouts als Zusammenfassungen der Inhalte aus den einzelnen Sitzungen für die Teilnehmenden. Teilen Sie die Handouts am besten zum Ende der jeweiligen Sitzung aus. Ein Austeilen zu Beginn jeder Sitzung hat einerseits den Vorteil, dass die Patienten sich bei Bedarf direkt Notizen machen können. Andererseits verleitet ein Text in der Hand auch dazu, selbstständig zu lesen und eigenen Gedanken nachzuhängen, anstatt die Inhalte gemeinsam mit der Gruppe zu bearbeiten.

Die Inhalte sollten unabhängig vom Handout primär gemeinsam während der Sitzungen erarbeitet werden – die Handouts dienen nur zur Ergänzung. Die gemeinsame Erarbeitung von Themen hat den Vorteil, dass durch eigene Fragen der Patientinnen und das Durchführen von Übungen eine tiefere und vielfältigere kognitive Verarbeitung der Inhalte stattfinden kann, als wenn man die Inhalte nur über das Lesen versuchen würde aufzunehmen. Auf der anderen Seite können die Handouts natürlich von den Patienten gut zum Nachschlagen von Informationen oder Übungen verwendet werden. Wenn Patientinnen an einer Sitzung nicht teilnehmen können, ist das Handout eine gute Möglichkeit, auch sie über die wichtigsten Inhalte zu informieren. Das Handout kann auch per E-Mail oder Post verschickt werden, sodass in der folgenden Sitzung alle Teilnehmenden ungefähr auf dem gleichen Wissensstand sind und bei Bedarf noch Nachfragen stellen können.

5.0 Handout zum Gruppenstart allgemein

Verhaltenstherapeutische Grundlagen

Liebe Patientin, lieber Patient!

Schön, dass Sie sich entschieden haben, an der Gruppe für verhaltenstherapeutische Grundlagen teilzunehmen.

In den folgenden vier Gruppensitzungen werden Sie gemeinsam mit uns und anderen Patient*innen hilfreiche Grundlagen der Verhaltenstherapie kennenlernen und üben.

Sie werden lernen,

... welche Faktoren zur Entstehung einer psychischen Erkrankung beitragen und was Sie mit diesem Wissen tun können.
... wie Verhalten, Gedanken, Gefühle und körperliche Reaktionen zusammenhängen.
... was Achtsamkeit bedeutet und wie man sie für sich nutzen kann.
... wie kleine Verhaltens- und Körperübungen Ihre Stimmung positiv beeinflussen können.
... wie Sie Ihre Zeit und Ihre Energie besser einteilen und für sich nutzen können.
... wie Sie sich realistische und hilfreiche Ziele setzen können.

Damit wir als Gruppe gut zusammenarbeiten können und sich alle wohlfühlen, bitten wir Sie um Folgendes:

- Bitte seien Sie pünktlich im Gruppenraum. Sagen Sie gegebenenfalls rechtzeitig ab.
- Sorgen Sie dafür, dass Ihr Handy und andere technischen Geräte lautlos sind.
- Gehen Sie respektvoll miteinander um – so, wie Sie auch von anderen behandelt werden möchten.
- Bringen Sie sich gern aktiv ein, soweit Sie mögen. Anhand konkreter Beispiele aus dem Alltag und dem Teilen eigener Erfahrungen lernen Sie am meisten. Für persönliche Details ist allerdings erst in Ihrer Einzeltherapie Raum.
- Für alle gilt die Schweigepflicht. Persönliches, das von Ihnen oder

anderen hier mitgeteilt wird, bleibt in diesem Raum. Bitte reden Sie nicht außerhalb darüber.

- Achten Sie gut auf sich. Geben Sie Bescheid, wenn Ihnen etwas zu viel wird. Es ist auch in Ordnung, den Raum kurz zu verlassen. Geben Sie dann bitte der Gruppenleitung Bescheid und kommen Sie spätestens zum Ende der Sitzung wieder zurück in den Gruppenraum, damit wir die Sitzung gemeinsam beenden können.
- Stellen Sie Fragen, wenn Ihnen etwas unklar ist.
- Bringen Sie gern Schreibzeug zu jeder Sitzung mit. Am Ende erhalten Sie einen Hefter mit den Inhalten der einzelnen Sitzungen.

Wir freuen uns auf die Zusammenarbeit mit Ihnen!
Mit freundlichen Grüßen,
Ihre Praxis für Psychotherapie

Hintergrund der Gruppenpsychotherapeutischen Grundversorgung
Die Entscheidung für eine Gruppentherapie stellt meist eine größere Hürde dar als für eine Einzeltherapie. Doch die Teilnahme an dieser ambulanten Gruppe bietet für Sie viele Vorteile.

- Zuallererst kann dieses Gruppenangebot die Wartezeit auf einen Therapieplatz im Einzelsetting überbrücken oder zumindest verkürzen.
- Die Gruppe kann für Sie einen Raum und Ort darstellen, in dem Sie erste Unterstützung bei Ihren aktuellen Beschwerden erfahren. Die Gruppenstunden sind so konzipiert, dass sie psychoedukative Inhalte sowie erste Denkanstöße und Werkzeuge vermitteln, relativ unabhängig von Ihren individuellen Themen und ohne dass dafür eine persönliche Öffnung notwendig ist.
- Zudem kann es Sie entlasten, auf andere Menschen mit psychischer Belastung zu treffen, schon durch die Erkenntnis, nicht allein zu sein mit Überforderung, Zweifeln, Sorgen oder bestimmten Symptomen. Im besten Falle können Sie gemeinsam mit den anderen Gruppenteilnehmenden einen ersten Zugang zu Psychotherapie allgemein und Verhaltenstherapie im Speziellen finden und erste Hilfsmittel ausprobieren, die Sie selbstständig anwenden können.

- Und vielleicht finden Sie an der Gruppentherapie Gefallen, sodass auch eine weiterführende Gruppentherapie mit einem Schwerpunkt auf bestimmten Fertigkeiten oder Themen (z. B. Sozialkompetenzen, Skills-Training, Stressbewältigung) oder störungsspezifischer Arbeit (z. B. für Angststörungen, Depression, Borderline, Traumatisierungen, ADHS) für Sie in Frage kommt.

Die Gruppenpsychotherapeutische Grundversorgung ist eine psychotherapeutische Leistung, die von den Krankenkassen übernommen wird, ohne dass ein Antrag gestellt oder eine Genehmigung erteilt werden muss. Auch zusätzliche Unterlagen wie eine Überweisung oder ein Konsiliarbericht sind nicht notwendig. Nach einem Erstgespräch bei uns in der Praxis können Sie sich zur Teilnahme anmelden.

Wichtige Infos zur Teilnahme

- Die Gruppe findet an 4 Terminen statt: ______________________.
  [Wochentag und Startdatum, oder Termine]
- Wir treffen uns in der Praxis in ______________________________.
  [Adresse]
- Bei Fragen, oder um sich bei Abwesenheit abzumelden, erreichen Sie uns unter der Telefonnummer ____________________________ oder per E-Mail unter ______________________________________
- Die Anmeldung gilt für alle vier Termine. Grundsätzlich werden die Kosten für die Teilnahme von der Krankenkasse übernommen. Bei Absage oder Nichterscheinen werden allerdings pro Termin ________ € als Ausfallhonorar fällig.

5.1 Handout Sitzung 1

1. Vulnerabilitäts-Stress-Modell

Um psychische Beschwerden gezielt und gut behandeln zu können, ist es wichtig, zuerst einen guten Überblick über die Symptome zu erhalten und die eigene Erkrankung zu verstehen. Erst mit diesem Verständnis kann eine **effektive und nachhaltige psychotherapeutische Behandlung** stattfinden. Daher nehmen wir uns auch in der Gruppenpsychotherapeutischen Grundversorgung zuerst Zeit, um ein erstes beispielhaftes Störungsmodell zu erarbeiten. In einer weiterführenden Einzel- oder Gruppentherapie wird dann eine ausführliche Diagnostik erhoben, um **Ihre individuelle Symptomatik** einzuordnen. Auf dieser Grundlage kann ein Behandlungsplan für Sie erstellt werden, der entweder ein passendes Gruppentherapiekonzept oder persönliche Behandlungsziele im Rahmen einer Einzeltherapie oder eine Kombination aus beidem beinhaltet. Weitere Informationen zu ambulanter Einzel- und Gruppentherapie erhalten Sie beispielsweise auf der Website der Kassenärztlichen Bundesvereinigung (KBV).

Hier in der Gruppe können Sie einen **ersten Überblick über mögliche Auslöser** für Ihre aktuellen Beschwerden erhalten. Ein **besseres Verständnis** für Auslöser von psychischen Beschwerden hilft zu begreifen, wie die eigenen Symptome entstanden sind. Das Wissen allein kann bereits eine erste Entlastung sein. Außerdem ist das Wissen über Ursachen der eigenen Symptome eine wichtige Grundlage für die weitere psychotherapeutische Behandlung.

Ein Modell zur Veranschaulichung von Faktoren, die psychische Belastung erklären und beeinflussen können, ist das Vulnerabilitäts-Stress-Modell. **Vulnerabilität** bedeutet »Verletzlichkeit« und meint so etwas wie die persönliche »Anfälligkeit« für psychische Beschwerden. Die Vulnerabilität kann man auch als chronische Belastung verstehen. Je geringer die Vulnerabilität ist, desto besser kann man mit akuten Belastungen umgehen. Je größer die Vulnerabilität ist, desto schneller führt eine zusätzliche Belastung zu psychischen Beschwerden.

Beispiele für Vulnerabilität sind:
Familiäre Faktoren (z. B. viel Streit zwischen oder mit den Eltern, finanzielle Probleme, Gewalterfahrungen, Vernachlässigung), frühe Verluste von Eltern oder anderen Bezugspersonen, Mobbing oder andere schlimme Erlebnisse, genetische Veranlagung (z. B. Depression liegt in der Familie), chronische Belastungen (chronische Krankheit, schwierige Lebenssituation, Armut), persönliche Einstellungen (z. B. »Ich muss alles allein schaffen«), Aspekte der Persönlichkeit (z. B. starke Selbstunsicherheit, hohe Gewissenhaftigkeit) oder des Selbstbildes (z. B. »Ich bin nicht liebenswert«).

Akute Belastungen sind der zusätzliche **Stress**, den man aktuell, das heißt in der aktuellen Lebensphase (letzte Wochen oder Monate), erlebt. Abhängig davon, wie groß die persönliche Vulnerabilität ist, kann man diese akute Belastung besser oder schlechter verkraften.

Beispiele für akute Stressoren sind:
Aktuelle Arbeitsbelastung oder starke Mehrfachbelastung (z. B. durch zusätzliche Kinderbetreuung oder Pflegetätigkeit), Trennung, Jobverlust, akute körperliche Erkrankung oder die kürzliche Diagnose einer chronischen Erkrankung, Wegfall von Sozialkontakten oder anderen Ressourcen, Verlust eines Menschen, aktuelle Konflikte, akute Schlafprobleme, aktuelles Mobbing, finanzielle Sorgen, große Veränderungen (beispielsweise Umzug, Jobwechsel, Geburt eines Kindes, Heirat – auch wenn man eigentlich meint, dass dies schöne Ereignisse sein sollten) …

Das Vulnerabilitäts-Stress-Modell kann mit einem Fass veranschaulicht werden (siehe Arbeitsblatt 1). Im **Fass-Modell** ist die Vulnerabilität der Wasserstand, der bereits im Fass enthalten ist. Der Stress (= die akute Belastung) wird dargestellt durch Regentropfen, die zusätzlich in das Fass fallen. Die Unterscheidung zwischen akuter und chronischer Belastung ist dabei nicht immer ganz eindeutig.

Menschen haben unterschiedlich starke Vulnerabilitäten. Bei manchen Menschen kann deshalb durch relativ wenig akuten Stress das Fass schon überlaufen. Der akute Stress kann von Person zu Person und auch von Zeit zu Zeit stark variieren. Die **Summe von individu-**

eller Vulnerabilität und individuellem akuten Stress erklärt, wann das Fass überläuft, das heißt wann psychische Symptome auftreten. Je voller das Fass wird, desto häufiger treten vermehrt körperliche Beschwerden auf, wie Schlafprobleme, Verspannungen oder Magen-Darm-Beschwerden. Diese Beschwerden sind **psychosomatische Symptome**, die durch Stress entstehen bzw. verschlimmert werden.

Das Fass füllt sich aber nicht ein Leben lang, sodass jeder zwangsläufig irgendwann an einer psychischen Krankheit leiden würde. Wir alle haben verschiedene **Regulationsmöglichkeiten**, um mit akuten Belastungen umzugehen; und auch an unserer persönlichen Vulnerabilität können wir etwas ändern. Diese Regulationsmöglichkeiten sind wie ein **Deckel**, der die akute Belastung (d.h. die Regentropfen) reduziert, und wie ein **Ablaufhahn**, der die Vulnerabilität (d.h. den Wasserstand) verringert. Auch diese Unterscheidung zwischen Regulationsmöglichkeiten für akuten Stress und Vulnerabilität ist nicht immer ganz eindeutig. Allgemein können Kompetenzen in der Stress- und Emotionsbewältigung sowie soziale Kompetenzen, Selbstfürsorge und Arbeit an Selbstbild und Beziehungsgestaltung hilfreich sein.

Beispiele für Regulation von akuter Belastung (= Deckel):
Häufiger Nein sagen, Aufgaben abgeben, Abgrenzung, besseres Zeitmanagement, Beratung oder Unterstützung bei konkreten Themen (Job, Ausbildung, Finanzen, Erziehung, Pflege …), ggf. zeitweise Medikation, Methoden zur Stressbewältigung, Konflikte klären …

Beispiele für Verringerung der Vulnerabilität (= Ablaufhahn):
Körperliche Gesundheit fördern (z.B. Schlaf, Ernährung), soziales Netzwerk aufbauen bzw. stärken, Ressourcen aufbauen bzw. stärken (z.B. Bewegung, kreatives, soziales Engagement), Pausen und Erholungszeiten einplanen, Aufarbeitung von vergangenen Ereignissen, ggf. Medikation …

2. Stressreaktion

Was ist eigentlich Stress? **Stress** bedeutet eine körperliche Aktivierung, eine körperliche Reaktion. Ein schnellerer Herzschlag, schnellere Atmung, Schwitzen, verspannte Muskeln … Das alles sind Hinweise auf eine körperliche Aktivierung und damit die körperliche Stressreaktion. Wir nennen Stress auch häufig »**Anspannung**«. Meistens wird Stress als negativ empfunden, aber die physiologische (körperliche) Stressreaktion ist grundsätzlich eine sehr nützliche, sogar überlebenswichtige Reaktion: Die Stressreaktion versetzt uns in einen Bereitschaftsmodus, das heißt, er lässt uns aktiv werden. Stress tritt vor allem bei Angst auf (mit dem Zweck Flucht oder Angriff), aber auch bei anderen Gefühlen wie Wut (mit dem Zweck, die eigenen Grenzen zu verteidigen). Die gleichen Merkmale körperlicher Aktivierung können wir auch beim Sport erleben.

Akuter Stress ist die direkte Reaktion auf einen unmittelbaren Auslöser (z. B. der Bus schließt schon die Türen und ich »bekomme Stress« und versuche ihn noch zu erwischen).

Chronischer Stress entsteht durch dauerhafte Belastung, also durch ständige, (zu) hohe Anforderungen. Das können z. B. Überforderung bei der Arbeit, anhaltende Schwierigkeiten in Beziehungen (Partnerschaft, Familie …) oder Überforderung durch parallele Rollenanforderungen im Job, in der Familie und der Partnerschaft sein. Auch körperliche Beschwerden, dauerhaft zu wenig Schlaf oder eine emotional stark belastende Atmosphäre können Dauerstress erzeugen. Durch den anhaltenden Stress wird unser Körper belastet, weil die körperliche Stressreaktion nicht abklingt. Zum Beispiel ist das Level des »Stresshormons« Cortisol dauerhaft erhöht.

Akuter Stress	Chronischer Stress
Von kurzer Dauer (meist ein paar Minuten)	Langanhaltend (Tage, Wochen …)
Sympathikus-Aktivität	Parasympathikus-Aktivität
Kurzfristige Aktivierung des Herz-Kreislauf-Systems	Grundlegende Veränderungen von Körperfunktionen (siehe folgende Tabelle)
Dopamin- und Adrenalin-Ausschüttung	Erhöhter Cortisol-Level
Reaktion auf einen Auslöser (intern oder extern)	Wiederholte oder andauernde Auslöser
Kurzfristig sehr hilfreich	Gesundheitlich belastend
Aktivierend	Kräftezehrend
Notfallreaktion: Angriff oder Flucht	Beeinträchtigung von Stimmung, Konzentration und Schlaf
Unterdrückt Immunsystem-aktivität	Hemmung der Immunantwort (Cytokine, Antikörper, Entzündungsreaktion)
Verringert Stoffwechselaktivität (v.a. Verdauung)	Veränderung des Appetits

Körperliche Veränderungen bei (akutem) Stress:
Herzschlag erhöht (Puls, Herzklopfen spürbar), Blutdruck steigt (Rauschen in den Ohren, Druckgefühl im Kopf), schnelle Atmung und erweiterte Bronchien (Hyperventilation, Druckgefühl in der Brust, evtl. Schwindel durch vermehrte Sauerstoffzufuhr), Wärme (roter Kopf, Schwitzen), Anspannung der Muskulatur (evtl. Zittern, Verkrampfung, Spannungskopfschmerzen, zuckendes Augenlid), trockener Mund durch verringerte Speichelproduktion …

Die eigene Anspannung kann man gut an diesen **körperlichen Veränderungen**, aber auch an **nervösen Verhaltensweisen** oder **typischen Gedanken** erkennen. Symptome auf Verhaltens- und kognitiver Ebene können sein: Konzentrations-, Schlafstörung, vermehrtes Rauchen, Finger knibbeln, vergessen zu essen oder zu trinken, typische Gedanken wie »Ich fühle mich wie im Hamsterrad«, »Ich schaffe das alles nicht« …

Es gibt aber diverse Möglichkeiten der **Gegenregulation**, das heißt zur **funktionalen** (gesunden) **Stressbewältigung.** Strategien zum

Stressabbau können entweder gezielt gegen die körperliche Stressreaktion steuern oder helfen, die Anspannung abzubauen. Zum Beispiel können Atemübungen die Atmung verlangsamen und wirken somit entgegengesetzt zur körperlichen Stressreaktion. Sport und Progressive Muskelentspannung nach Jacobsen helfen, Anspannung abzubauen, die durch Stress entsteht.

Kleine Auswahl an Strategien zum Stressabbau:

Atemübungen	Sich abklopfen oder ausschütteln	Freunde treffen
Sport	Achtsamkeitsübung	Sudoku oder Rätseln
Meditation	Aus dem Fenster schauen	Spazierengehen
Pause machen	Entspannungsübung	Tee trinken
Musik hören	Singen	Musizieren

Hausaufgabe Sitzung 1:

Erarbeiten bzw. beenden Sie Ihr eigenes Fass-Modell (AB 1). Welche Faktoren haben bei der Entstehung Ihrer Symptome eine Rolle gespielt? Und welche Regulationsmöglichkeiten haben Sie, den akuten Stress, die Vulnerabilität oder die allgemeine Belastung zu verringern?

5.2 Handout Sitzung 2

1. Wie kann man Gefühle beeinflussen?

Verhalten, Gedanken und Emotionen sind eng miteinander **verknüpft** und beeinflussen sich jeweils gegenseitig. Unser **Verhalten und unsere Gedanken können wir ganz direkt beeinflussen**, unsere Gefühle nur indirekt über Verhalten und Gedanken.

Durch die Wechselwirkungen zwischen den drei Elementen kann eine **Negativspirale** (Spirale der Depression) entstehen. Ein Beispiel könnte sein, dass man schlecht gelaunt ist, deshalb eine Verabredung absagt und sich dann Vorwürfe macht oder denkt: »War ja klar, dass ich schon wieder einen Rückzieher mache, ich kriege wirklich gar nichts auf die Reihe.« Das wiederum verschlechtert die Stimmung (vielleicht wird man traurig oder ärgerlich) und das führt vielleicht zu noch mehr Rückzug. Diese Abwärtsspirale kann an jeder Ecke beginnen.

Beispiele für Interaktionen:

- Wenn ich schöne Musik höre, geht es mir besser (Verhalten → Gefühl)
- Wenn ich mich zurückziehe, fühle ich mich einsam (Verhalten → Gefühl)
- Wenn ich an meinen letzten Urlaub denke, geht es mir besser (Gedanken → Gefühl)
- Sorgen über die Zukunft machen mich ängstlich (Gedanken → Gefühl)
- Wenn ich fröhlich bin, gehe ich eher auf andere Menschen zu (Gefühl → Verhalten)
- Wenn ich traurig bin, denke ich an frühere traurige Erlebnisse (Gefühl → Gedanken)
- Ich bekomme Lob, ich denke »Meine Chefin findet meine Arbeit gut«, ich bin stolz (Verhalten → Gedanken → Gefühl)

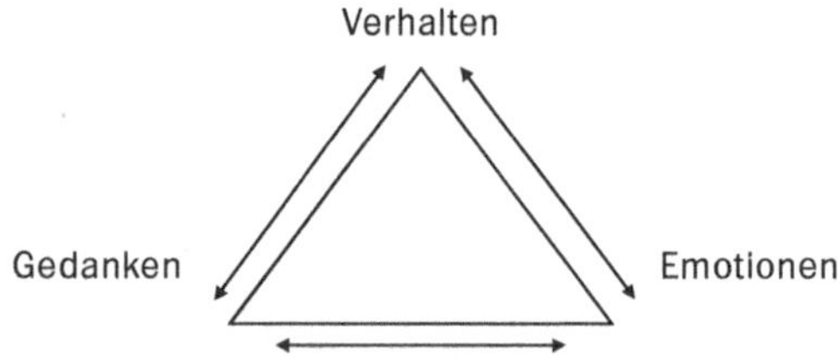

Dieses sogenannte »Dreieck der Depression« kann man sich aber auch zu Nutze machen: Genauso, wie es bergab geht, kann es auch bergauf gehen: eine **Aufwärtsspirale** kann entstehen. Achten Sie dabei darauf, kleine Schritte zu machen. Es ist sehr unwahrscheinlich, dass die Depression oder Verstimmung in »einem Satz« gelöst werden kann, ebenso wenig wie Sie aus einem Loch nur schwer mit einem Sprung herauskommen. Auch einen Berg muss man in einzelnen Etappen besteigen.

Beispiele für hilfreiche Einflussnahme:

- Ich bewege mich ein bisschen (z. B. einmal zum Briefkasten oder um den Block gehen).
- Ich denke an etwas Schönes, um angenehme Gefühle zu erleben (z. B. Imagination).
- Ich mache etwas, das mir guttut oder das ich gut kann (z. B. mir etwas Einfaches zu essen machen oder einem Hobby nachgehen).
- Ich erledige eine Kleinigkeit oder mache Körperpflege (z. B. schmutziges Geschirr aufräumen oder duschen).

Auch der **Körper** ist eng mit Verhalten, Emotionen und Gedanken verknüpft. Klar erkennbar ist das, wenn wir Schmerzen haben oder krank sind, dann verändern sich Verhalten und Gedanken und meistens ist auch die Stimmung gedrückt.

Auch den Körper können wir nutzen, um Gefühle zu beeinflussen. Indem wir **bewusst Einfluss auf den Körper nehmen** (Verhalten), z. B. über Atemübungen, Entspannungsübungen oder Bewegung, können wir beispielsweise Angst verringern. Es ist auch möglich, Emotionen zu verstärken. Beispielsweise indem man sich gerade aufrichtet und ein freundliches Gesicht macht, kann die Stimmung ein klein wenig verbessert werden. Und wenn wir uns selbst gut versorgen (z.B. mit leckerem und gesundem Essen, Bewegung, Ruhe oder Körperpflege), also unserem Körper etwas Gutes tun, dann trägt das dazu bei, dass es uns emotional besser geht und auch hilfreiche Grundannahmen (Gedanken) über uns selbst (z.B. »Ich bin wertvoll«), und damit das Selbstwertgefühl, gefördert werden können.

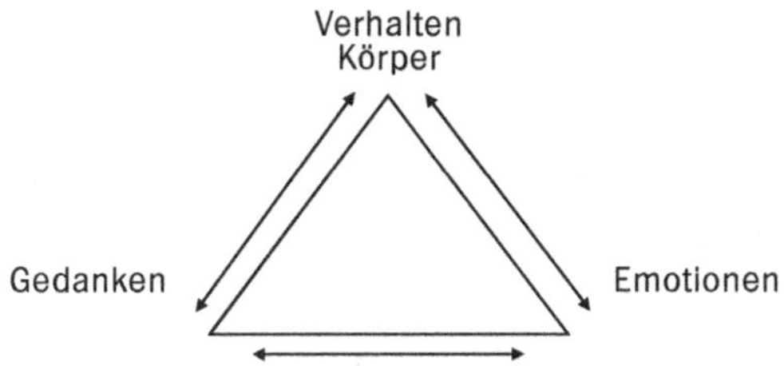

Beispiele für positive Beeinflussung auf der körperlichen Ebene:

Entspannungsübungen	Körperpflege	In der Natur sein
Sport	Ausreichend trinken	Düfte
Leichte Bewegung	Gesund und ausreichend essen	Autogenes Training
Pausen machen	Genuss (z.B. beim Essen)	PMR
Atemübungen	Ausreichend schlafen	Aufrechte Körperhaltung
Massagen	Meditation	Lächeln

2. ABC-Modell

»Sie sind mit jemandem zum Essen verabredet und derjenige ist jetzt, 15 Minuten nach vereinbarter Zeit, noch nicht da.«

oder

»Sie warten auf die U-Bahn, die mal wieder zu spät kommt.«

Wir alle können in ein und derselben Situationen verschieden reagieren. Auch wenn die **Ausgangssituation (A)** genau gleich ist, ist unsere **konsequente Reaktion (C)** unterschiedlich. Das ABC-Modell kann dabei helfen, die unterschiedlichen **Bewertungen oder Interpretationen (B)**, die die verschiedenen Reaktionen erklären, zu erkennen. Diese Bewertungen laufen meist unbewusst, schnell und automatisch ab. Das B im ABC-Modell kann daher wie eine Black Box sein, in der die Erklärung steckt, warum wir so reagieren, wie wir reagieren.

Die eigene Bewertung hängt von persönlichen Erfahrungen und Erwartungen und auch von unserer Persönlichkeit ab. Das Erkennen der eigenen Bewertung kann hilfreich sein, um sich bewusst zu machen, dass

- Menschen unterschiedlich reagieren (»Warum versteht der mich nicht?«, »Warum handelt der anders, als ich es tun/erwarten würde?«)
- meine eigene Reaktion nicht zwangsläufig so sein muss: Ich habe verschiedene Handlungsoptionen.
- wenn ich meine Gedanken (Bewertungen, Interpretationen) verändere, kann ich mein Verhalten ändern und das kann zu anderen Konsequenzen (Situationsausgängen) führen.

Die Analyse dieser unbewussten Gedanken in Situationen, in denen wir immer wieder gleich, oder für uns unverständlich emotional, reagieren, kann helfen, Schemata zu erkennen. Vielleicht tauchen dabei wiederkehrende Gedanken auf, sogenannte Grundannahmen (z. B. »Ich bin einfach nicht gut genug« oder »Ich muss mich anstrengen, um geliebt zu werden«). Solche Grundannahmen haben dann meist nicht so viel mit der aktuellen Situation zu tun, als vielmehr mit dem eigenen Selbst- und Weltbild und der eigenen Biografie.

Probieren Sie mal aus, ob es alternative, **hilfreichere Gedanken**, gibt, die Ihnen in der Situation helfen, sich besser zu fühlen.

Hausaufgabe Sitzung 2:
Erarbeiten Sie eine (oder mehrere) Situationen nach dem ABC-Schema (AB 3). Denken Sie an Alltagssituationen, in denen Sie (stark) emotional reagieren und die Sie entweder nicht gut verstehen oder in denen Sie vielleicht auch gern anders reagieren würden, aber noch nicht wissen, wie Sie das schaffen können. Gerade wiederkehrende Situationen (»Immer wenn …, dann reagiere ich …«) können interessant sein. Beschreiben Sie zuerst die Situation (A) und Ihre Reaktion (C) und überlegen Sie dann, was Ihre Gedanken (B) in der Situation sein könnten.

5.3 Handout Sitzung 3

1. Überblick über die Welt der Gefühle

Gefühle sind allgegenwärtig, auch wenn wir sie manchmal beiseiteschieben, zu spät oder überhaupt nicht wahrnehmen. Manchmal sind sie zu heftig oder zu schwach ausgeprägt. Unabhängig davon, mit welchem Anliegen oder welchen Symptomen Sie in die Gruppe und die Psychotherapie kommen, Gefühle sind immer ein wichtiges Thema.

Ein paar Fakten zu Gefühlen:

- Ein **Gefühl** ist etwas kurz Dauerndes und besteht meist nur wenige Minuten, maximal 15–30 Minuten.
- Eine **Stimmung** hält länger an, z. B. mehrere Stunden oder teilweise Tage.
- Gefühle zeigen sich **körperlich** (z. B. in der Körperhaltung, dem Gesichtsausdruck, der Stimme, der Körperspannung …), über **Verhalten** (bzw. Verhaltensimpulse), über die **Wahrnehmung** (z. B. der typische Tunnelblick bei Angst) und die **Gedanken** (z. B. hat man eher Erinnerungen an Situationen, in denen man das gleiche Gefühl hatte).
- Gefühle sind **spontane Reaktionen**, die genetisch veranlagt und unabhängig vom Alter sind, und auch weitestgehend unabhängig von der Kultur.
- Gefühle sind vergänglich: Sie sind wie »Wellen«, die über uns hinwegziehen und erst intensiver werden, aber auch von allein wieder abflauen.
- Es ist hilfreich, Emotionen zuzulassen, weil sie uns **zeigen, was wir gerade brauchen** (Bedürfnisse). Sie sind auch wichtig für unsere **Verständigung** mit anderen Menschen.
- Ohne Gefühle würden wir uns leer fühlen. Gefühle geben uns ein Gefühl der Lebendigkeit.
- *Alle* Gefühle haben eine **Funktion** (auch die unangenehmen).
- Wenn wir gegen Gefühle kämpfen (z. B. sie verdrängen oder unterdrücken), weil sie unangenehm sind oder wir sie nicht akzeptabel finden (z. B. aufgrund der Überzeugung »Ich muss stark sein«),

kann das nur kurzzeitig gelingen und sie mittelfristig aufrechterhalten.

- Unterdrückte Gefühle wie Wut oder Trauer können zu einer gereizten oder gedrückten Stimmung führen.
- Gefühle können auch das **Ergebnis vergangener Lernerfahrungen** sein: Durch (wiederholte) Erfahrungen werden bestimmte Situationen mit bestimmten Emotionen verknüpft. Dadurch erlebt man dieses Gefühl in ähnlichen Situationen schneller, häufiger oder intensiver.
- Ziel ist es, **selbstwirksam mit Emotionen umgehen** zu können. Das heißt, alle Gefühle zu kennen und zu wissen, was man tun kann, damit sie nicht außer Kontrolle geraten und ihnen gleichzeitig genug Raum zu geben.

Emotion	Körper	Wahrnehmung	Gedanken	Verhalten bzw. Verhaltensimpuls	Funktion
Angst	Starke Stressreaktion, Anspannung meist im Hochspannungsbereich, Herzklopfen, schnelle und flache Atmung, Zittern, Schwitzen, geweitete Augen, trockener Mund, Schreien …	Tunnelblick auf die (vermeintliche) Gefahrenquelle	Katastrophisieren, sprunghaftes und beschleunigtes Denken, Fokus auf Gefahren, Erinnerung an frühere beängstigende Situationen	Flucht, Angriff oder Erstarren (Fight, Flight, Freeze), Vermeidungsverhalten	Schutz vor Gefahren, Bedürfnis nach Sicherheit bei Bedrohung und Unterlegenheitsgefühl oder Unsicherheit
Freude	Aktivierung meist im mittleren Anspannungsbereich, schnellerer Herzschlag, Lächeln oder Lachen, gesteigerter Antrieb, vermindertes Schmerzempfinden	Offener Blick, Wahrnehmung von Schönem und von Details (»die Blumen am Wegesrand«)	»Rosarote Brille«, optimistische und motivierende Gedanken, kreatives Denken	Aktiv werden oder bleiben, Annäherungsverhalten, Mitteilungsdrang	Aktivierung, Belohnung für angenehme Aktivitäten
Traurigkeit	Weinen, Mundwinkel nach unten gerichtet, gesenkter Blick, hochgezogene Schultern, antriebslos und langsam	Fokus auf den Auslöser der Traurigkeit	Sich an das Schöne erinnern und die Veränderung (den Verlust) realisieren	Weinen, Rückzug, sich zusammenkauern oder Kontakt und Nähe, Trost suchen	Loslassen von Schönem, Anpassung an Verlust bzw. veränderte Lebensumstände

Emotion	Körper	Wahrnehmung	Gedanken	Verhalten bzw. Verhaltensimpuls	Funktion
Ärger / Wut	Anspannung (mittlere bis hohe Spannung), aufgerichtete Körperhaltung, energetische Bewegungen, zusammengekniffene Lippen und Augenbrauen, geballte Fäuste	Fokus auf den Auslöser der Wut und auf sich selbst	Rachegedanken oder -pläne, Fokus auf Bestätigung für Ärger, Erinnerung an frühere verärgernde Situationen	Aktiv werden, laut sprechen oder schreien, (physisch oder verbal) aggressives Verhalten, Angriffs- oder Fluchtimpuls	Eigene Grenzen, Bedürfnisse und Ziele (körperlich und psychisch) verteidigen, z. B. Bedürfnis nach Respekt und Anerkennung
Ekel	Zusammengekniffene, gekräuselte Lippen, gerunzelte Stirn, Übelkeit, Brechreiz, Gefühl von Krankheit	Fokus auf den Auslöser des Ekels	(Evtl. übermäßige) Bewertung des Auslösers als abstoßend oder gefährlich	Distanz schaffen, durch z. B. sich abwenden oder weggehen, den Auslöser loswerden (z. B. wegschieben, sich waschen), Kommunikation des Ekels	Körperliche Unversehrtheit und eigene Werte (den eigenen »Geschmack«) bewahren
Überraschung	Geweitete Augen, hochgezogene Augenbrauen, offener Mund, Schreien	Fokus auf den Auslöser der Überraschung	Starke Fokussierung auf den gegenwärtigen Moment	Unspezifische Aktivierung	Sich auf Neues bzw. plötzliche Veränderungen einstellen
Verachtung	Unspezifisch – ähnlich der von Ekel (Übelkeit, Würgefühl) und Hass (Muskelanspannung)	Fokus auf Auslöser, auf die negativen Aspekte	Übermäßig negative Bewertung des Auslösers (selbst oder andere)	Vermeidung oder Vernichtung des Auslösers	

Emotion	Körper	Wahrnehmung	Gedanken	Verhalten bzw. Verhaltensimpuls	Funktion
Stolz	Lächeln, gehobener Kopf, aufgerichtete Körperhaltung, Brust geweitet, energetisiert	Fokus auf Positives bzgl. eigener Leistung und Selbst	Positives Selbstbild, Erinnerung an vergangene Erfolge, Pläne für die Zukunft	Annäherungsverhalten, Mitteilungsdrang, motiviert zu weiterer Leistung	Den eigenen bzw. Selbstwert stärken, innere Belohnung für Erfolg
Scham	Gesenkter Blick, Mundwinkel nach unten gerichtet, Erröten, Sprachstörungen	Fokus auf eigene Schwächen	Selbstabwertende Gedanken, Antizipation oder Vorstellung von demütigenden Reaktionen der anderen, Erinnerung an frühere schamvolle Situationen	Motiviert zu gesellschaftskonformem Verhalten, Rückzugsimpuls	Durch das Einhalten von sozialen Normen sich (wieder) in die Gruppe eingliedern
Schuldgefühl	Enge in der Brust, Erröten, Muskelverkrampfung, Sprachstörungen, Kloßgefühl im Hals	Fokus auf eigene Fehler und (vermeintliche) Beweise dafür	Antizipation oder Vorstellung der Gedanken und Reaktionen der anderen	Sich selbst oder der Gruppe vermitteln, dass man Regeln und Normen stärker beachtet als eigene Bedürfnisse: Impuls zur Wiedergutmachung oder Selbstbestrafung	Wiedergutmachung von Fehlern, Bedürfnis nach Vergebung
Liebe	Aktivierung, Nervosität, energetisiert	Fokus auf positive und angenehme Aspekte (»rosarote Brille«)	Positive, optimistische, kreative Gedanken	Werben um den anderen, dem anderen gefallen wollen	Bedürfnis nach Nähe, Bindung, Liebe

2. Bedürfnisse

Ein Mensch hat in jedem Moment Bedürfnisse. Ob sie gerade **erfüllt oder nicht erfüllt** sind, zeigen uns unsere **Gefühle** an. Beispielsweise zeigt uns Angst, dass unser Bedürfnis nach Sicherheit nicht erfüllt ist und wir daher aktiv werden sollten (Impuls zur Flucht, zum Angriff oder notfalls Erstarren), um das zu ändern. Freude zeigt uns, dass vielleicht das Bedürfnis nach Nähe oder Erfolg gerade erfüllt ist und dass wir mehr von unserem aktuellen Verhalten zeigen sollten, um das Bedürfnis auch weiterhin zu erfüllen.

Bedürfnisse **motivieren** also **unser Handeln**. Bedürfnisse sind meist nur vorübergehend erfüllt. Es ist ganz normal, dass Bedürfnisse einander ablösen und es (fast) immer einen Bereich gibt, in dem wir einen Mangel erleben (z. B., wenn wir aktiv sind und uns um Sozialkontakte oder beruflichen Erfolg kümmern, werden wir zwangsläufig irgendwann hungrig und müde oder brauchen wieder Zeit für uns allein).

Es gibt verschiedene Theorien und Modelle dazu, welche Bedürfnisse wir Menschen haben. **Maslows Bedürfnispyramide** ist eine schematische Darstellung von **Grundbedürfnissen**, die nach der Theorie des Psychologen Abraham Maslow jeder Mensch hat. Er geht davon aus, dass man zuerst die Bedürfnisse der niedrigen Stufen erfüllen muss, bevor man sich um höhere Bedürfnisse kümmern kann. Dies ist aber keine strenge hierarchische Trennung, die nacheinander abgearbeitet wird; man kann zwischen den einzelnen Stufen hin und her wechseln.

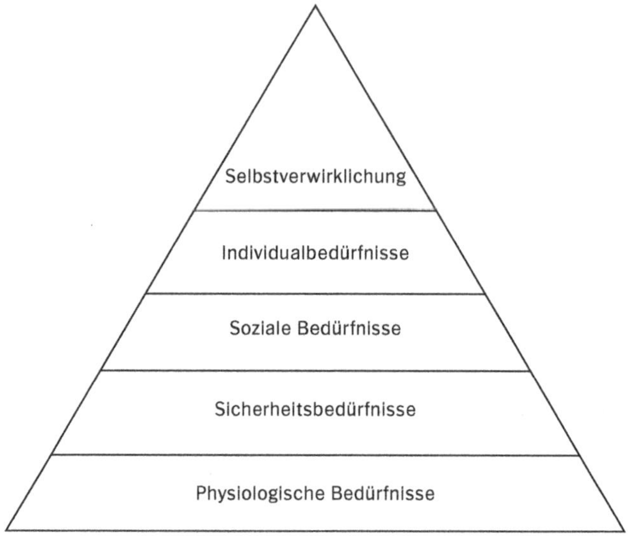

Physiologische Bedürfnisse sind z. B. Sauerstoff, Wasser, Nahrung, Schutz vor Witterung.
Sicherheitsbedürfnisse beinhalten körperliche, seelische, finanzielle und soziale Sicherheit.
Soziale Bedürfnisse sind u. a. Kommunikation, sozialer Austausch und ein Platz in einer Gruppe.
Individualbedürfnisse sind Macht, Anerkennung, Wertschätzung und Status.
Selbstverwirklichung (ein Grundbedürfnis, das nie ganz erfüllt sein kann, sondern zum Wachstum motiviert) beinhaltet Entwicklung von Persönlichkeit und Fähigkeiten, Kreativität und Sinnsuche (z. B. Religion oder Spiritualität).

3. Achtsamkeit als therapeutisches Werkzeug

Achtsamkeit stammt ursprünglich aus der **buddhistischen Meditationspraxis**. Achtsamkeit meint das **aufmerksame, unvoreingenommene Beobachten** aller Phänomene der Gegenwart, um sie wahrzunehmen und zu erfahren, wie sie in Wirklichkeit sind, ohne diese emotional oder intellektuell zu verzerren.

Achtsamkeit bedeutet konkret:

- Volle **Konzentration** auf das »**Hier und Jetzt**«. Das heißt nicht in der Zukunft oder der Vergangenheit sein.
- »Unzensiertes« Wahrnehmen **der eigenen Sinneswahrnehmungen, der Umwelt, des eigenen Körpers, eigener Gedanken, Gefühle und Bedürfnisse**.
  Zum Beispiel: »Ich *sehe* meine Angst« anstatt »Ich *bin* voller Angst.«
- Wie eine Kamera oder ein neutraler Beobachter – **nur registrieren, nicht bewerten**.

Achtsamkeit kann man bei **verschiedenen Aktivitäten** üben: im Sitzen, beim Gehen, beim Essen, bei der Körperpflege, beim Hausputz, beim Musikhören, in Gesprächen, morgens nach dem Weckerklingeln …

Achtsamkeit **auf äußere Faktoren** kann helfen, um in Belastungssituationen einen »Anker« zu finden, an dem man sich festhält. Dies hilft beispielsweise bei Panik oder Grübeln. Beispielübungen sind die 5-4-3-2-1-Übung (5 Dinge sehen, 4 Dinge hören, 3 Dinge tasten, 2 Dinge riechen, 1 Sache schmecken) oder 5 rote Dinge suchen, 5 aus Holz usw.

Innere Achtsamkeit bedeutet, dass man einen neugierigen, beobachtenden Blick auf sich selbst lenkt und z. B. den Körper, die Gedanken oder die Gefühle achtsam wahrnimmt. Übungen dazu sind der Body Scan, achtsames Gehen oder achtsames Sitzen. Angeleitete Übungen gibt es kostenfrei in vielen Apps, Podcasts oder YouTube-Videos.

Es lohnt sich auch, seine **Symptome** achtsam wahrzunehmen. Dabei kann man üben, diese nur *wahrzunehmen* und nicht zu bewerten. Zum Beispiel: »Ich fühle mich gerade erschöpft. So ein Mist, immer das Gleiche! Ah – ich nehme meinen Ärger über meine ständige Erschöpfung wahr. Ah – ich *denke*, dass ich *ständig* erschöpft bin. Ah – ich drifte ab und achte gerade gar nicht mehr auf meinen Körper. Also zurück: Ich spüre, dass meine Augen schwer sind. Und mein Kiefer ist angespannt, besonders links. Und ich habe eigentlich großen Durst.«

Das Ziel von Achtsamkeitsübungen ist nicht, dass man einen Fokus dauerhaft halten und nie abschweifen soll. Stattdessen liegt die Übung genau darin, das Abschweifen zu erkennen und die eigene Aufmerksamkeit wieder auf den eigentlichen Anker (z. B. die Atmung) zu lenken. Achtsamkeitsübungen können für Entspannung sorgen, müssen es aber nicht. Der Zweck von Achtsamkeit ist, die Achtsamkeitslenkung und Selbstwahrnehmung zu verbessern. Durch das neutrale und genaue Beobachten schafft Achtsamkeit die Möglichkeit, sich eigene Gedanken-, Verhaltens- oder Gefühlsmuster bewusst zu machen und sie zu verändern.

Hausaufgaben Sitzung 3:
Protokollieren Sie verschiedene Gefühle und analysieren Sie, welche Bedürfnisse dahinterliegen könnten (AB 4). Nutzen Sie entweder aktuelle Situationen aus dieser Woche oder ansonsten typische Situationen (»Immer wenn …, dann fühle ich mich …«).

Üben Sie sich in Achtsamkeit. Probieren Sie eine oder mehrere Achtsamkeitsstrategien aus und versuchen Sie, eine Routine zu entwickeln. Wenn Sie mögen, führen Sie ein Achtsamkeitstagebuch.

5.4 Handout Sitzung 4

1. Zeit- und Energiemanagement

Versuchen Sie einmal, Ihren Alltag nicht nur danach zu planen, wofür Sie *Zeit* verwenden, sondern stattdessen, wofür Sie *Energie* aufbringen. Reflektieren Sie Ihren Alltag: Was gibt Ihnen (wie viel) Energie? Was nimmt Ihnen (wie viel) Energie? Wo ist Ihre Energie sinnvoll investiert, weil es Aktivitäten sind, die Ihnen letztlich wieder Energie geben?

Mit Energie ist gemeint, ob es eher anstrengend und ermüdend ist, eine bestimmte Aktivität auszuführen, oder ob man sich hinterher erholter oder lebendiger fühlt. Mit Energie ist nicht unbedingt gemeint, welche Aktivität tatsächlich im physischen, körperlichen Sinne mehr Energie verbraucht (z. B. verbraucht man beim Sport mehr Energie als beim Fernsehen), sondern eher die psychische, mentale Energie (wobei man sich nach Sport vermutlich besser fühlt als nach Fernsehen). Die **Energie hat damit zu tun, was Ihnen guttut, was Sie persönlich brauchen – also mit Ihren (aktuellen) Bedürfnissen.** Brauchen Sie eher Ruhe und Zeit allein oder eher Austausch, Gesellschaft oder Nähe? Je nachdem, was Sie gerade brauchen, wird Ihnen zum Beispiel ein Abendessen mit Freunden eher Energie geben oder nehmen.

Falls Sie Strategien brauchen, um Ihre **Zeit** im Alltag besser zu nutzen, könnten Ihnen diese Strategien weiterhelfen:

- **Eat that frog**: Mit einem Erfolgsgefühl in den Tag starten, indem man die größte oder unangenehmste Aufgabe des Tages gleich zuerst erledigt. Die Motivation von diesem ersten großen Erfolg hilft bei weiteren Aufgaben im Tagesverlauf.
- **Pareto-Prinzip (bzw. die 80-zu-20-Regel)**: Dieses nach Vilfredo Pareto benannte Prinzip besagt, dass man mit 20% der Energie bzw. Zeit man meist schon 80% der Aufgabe schafft. Die restlichen 80% der Energie bzw. Zeit verwendet man für die restlichen 20% des Inhalts (Details, Layout, kleinere Veränderungen). Man kann bewusst entscheiden, wo die letzten 80% Aufwand für 20% Perfektionismus wirklich notwendig sind – vielleicht bei einer Bewerbung, aber nicht bei einer Routine-Aufgabe.

- **Pomodoro-Technik:** Man arbeitet 25 Minuten konzentriert und ohne Ablenkungen, dann legt man eine fünfminütige Pause ein, auch wenn man gerade im Arbeitsflow war. Die Pause sollte nicht nur zum Überprüfen von Handy und E-Mails, sondern auch aktiv zur Erholung genutzt werden. Dieses Schema wiederholt man viermal, dann wird eine längere Pause von zwanzig bis dreißig Minuten eingelegt.
- **Multitasking reduzieren**: Weniger zwischen verschiedenen Aufgaben hin und her springen. Dieser ständige Wechsel kostet mehr Energie und Zeit, als die einzelnen Aufgaben nacheinander abzuarbeiten. Dabei hilft auch Achtsamkeit, um zu bemerken, dass man gerade abgelenkt ist.

2. Zielsetzung

Ziele dienen der Motivation, sind richtungsgebend, erleichtern Entscheidungen bzw. Prioritätensetzung im Alltag und sie helfen, eigene Erfolge zu erkennen.

Ziele können als **Annäherungs- oder Vermeidungsziele** formuliert sein. Ein Vermeidungsziel wäre zum Beispiel: »Ich möchte weniger gereizt auf meine Mitmenschen reagieren.« Das heißt, ich möchte von etwas weniger machen, etwas unterlassen bzw. von etwas »weg« kommen. Ein Annäherungsziel zum selben Thema wäre: »Ich möchte gelassener und/oder geduldiger mit meinen Mitmenschen umgehen.« Das heißt, ich möchte von etwas mehr machen, etwas Neues ausprobieren bzw. ich arbeite auf etwas hin.

Bei einem Vermeidungsziel liegt der Fokus eher in der Vergangenheit bzw. auf dem, was man nicht mehr möchte. Man ist rückwärtsgerichtet und daher langsamer oder unsicherer auf dem Weg.

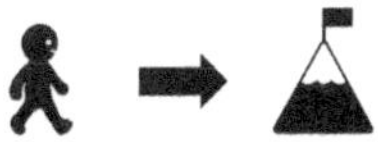

Bei einem Annäherungsziel schaut man dagegen eher in die Zukunft und hat sein Ziel im Blick. Man sieht mögliche Hindernisse, kommt zielgerichtet vorwärts und erlebt vielleicht schon eine leichte Vorfreude.

Ziele werden am besten **SMART** formuliert:
Spezifisch: Was genau möchte ich erreichen?
Messbar: Wie kann ich die Veränderung erkennen oder messen?
Attraktiv: Es sollte motivierend sein, ein Annäherungs- statt ein Vermeidungsziel.
Realistisch: Ist es für mich und aktuell im geplanten Zeitraum erreichbar?
Terminiert: In welchem Zeitraum möchte ich das Ziel erreichen?

Hilfreich bei der Zielumsetzung ist:

- Großes Ziel in Teilschritte zerlegen
- Erfolge ausreichend anerkennen (auch kleine Erfolge, Teilschritte)
- Berücksichtigung der eigenen aktuellen Situation (aktuelle Leistungsfähigkeit)
- Negative Bewertungen/Glaubenssätze (»Erfolgsverderber«) erkennen (z. B. »Das ist doch selbstverständlich«, »Ich muss alles perfekt machen«, »Fehler sind peinlich/unverzeihlich«) und verändern
- Auch Ausgleich bzw. Ressourcen ausreichend einplanen

Hausaufgaben Sitzung 4:

Beenden Sie Ihre Tortendiagramme: Stellen Sie zuerst dar, wofür Sie an einem typischen Tag wie viel Zeit verwenden (wenn der Kreis = 24 Stunden darstellt). Überlegen Sie dann, wie viel Energie Ihnen die einzelnen Aktivitäten geben (z. B. +20 %) oder nehmen (z. B. −30 %). Erarbeiten Sie eventuell ein Diagramm, das einen für Sie idealen Tag darstellt.

Schreiben Sie persönliche Ziele nach dem SMART-Prinzip auf. Beachten Sie dabei auch die anderen Tipps zur Zielsetzung.

KAPITEL 6

Arbeitsblätter

6.1 Arbeitsblatt 1: Fass-Modell

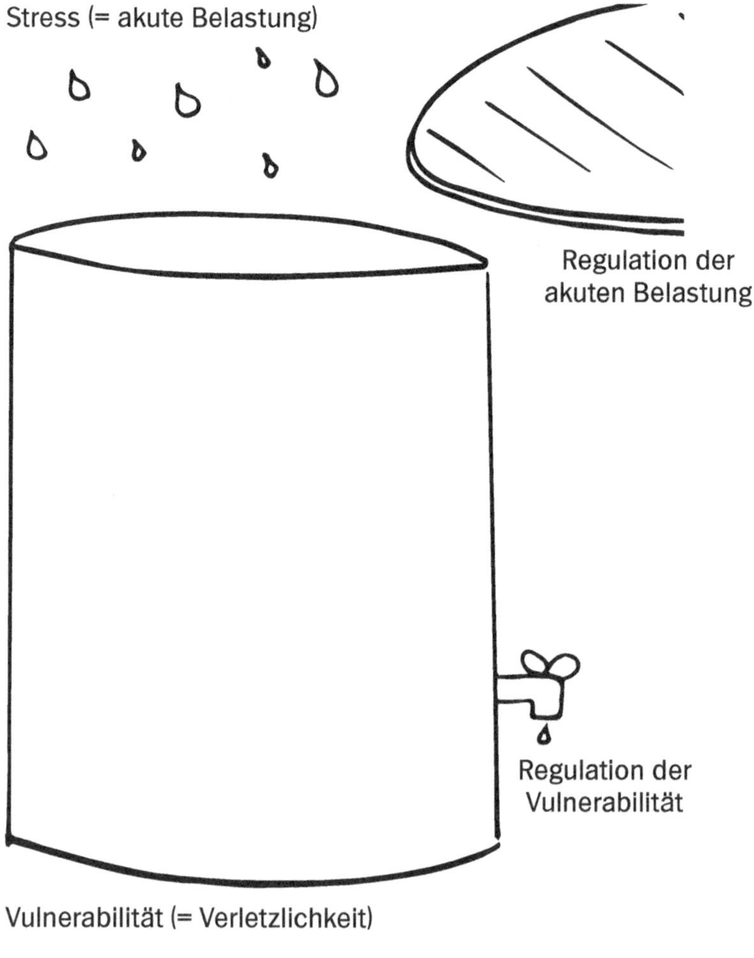

6.2 Arbeitsblatt 2: Spannungskurve

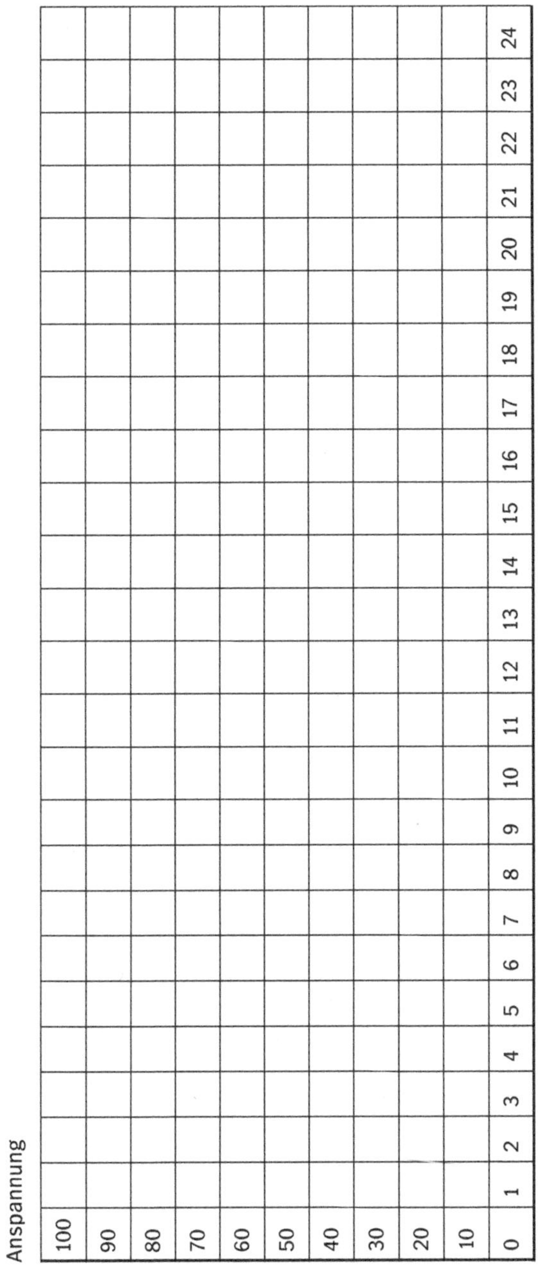

Bei der Anspannung wird der Bereich zwischen 0–30 als niedrige Spannung und der Bereich zwischen 70–100 als Hochspannung bezeichnet.

Auffälligkeiten/Beobachtungen:

Hilfreich:

6.3 Arbeitsblatt 3: ABC-Modell

Analysieren Sie ein paar Situationen aus Ihrem Alltag. Interessant sind besonders solche Situationen, in denen Sie »immer« auf eine bestimmte Art und Weise reagieren oder in denen Sie sich fragen, warum Sie eigentlich so heftig reagieren.

A = Ausgangssituation Wer, was, wann, wo, wie?	**B = Bewertung** Ihre persönliche Einschätzung, was dachten Sie?	**C = Konsequenzen** Wie haben Sie reagiert? (Gefühle, Körper, Verhalten)
Beispiel: Mein Kollege ging heute Morgen auf dem Gang grußlos an mir vorbei.	*»Wie respektlos!«* *»Ignoriert der mich etwa?«* *»Habe ich etwas falsch gemacht?«*	*Ärger, verkrampfte Nackenmuskulatur* *Selbstzweifel, Druckgefühl im Bauch* *Ich spreche nur das Nötigste mit ihm und grüble, was ich falsch gemacht haben könnte.*

6.4 Arbeitsblatt 4: Emotionen und Bedürfnisse

Name der Emotion	**Wie hat sich die Emotion im Körper angefühlt? Wo im Körper?**	**Situation**, in der die Emotion aufgetreten ist	**Bedürfnis**, auf das die Emotion hinweisen könnte

6.5 Arbeitsblatt 5: Zeit- und Energiemanagement

6.6 Arbeitsblatt 6: Meine Ziele

- **S**pezifisch, **m**essbar, **a**ttraktiv, **r**ealistisch, **t**erminiert.
- Ein Annäherungsziel (»positiv« formuliert), kein Vermeidungsziel

1. ______________________________

2. ______________________________

3. ______________________________

KAPITEL 7

Ergänzende Inhalte

7.1 Eine kleine Geschichte über die Weisheit der Katzen

Diese Geschichte könnte in Sitzung 1 zum Thema Stress oder auch in Sitzung 4 zum Thema Zeit- und Energiemanagement ergänzt werden.

In einem alten Haus lebte eine Katze. Unabhängig von den menschlichen Bewohnern war sie immer schon da gewesen und sie blieb auch dann da, wenn die Menschen weiterzogen. Sie gehörte einfach zum Haus. Der Eingang des Hauses war über eine dreistufige Steintreppe erreichbar, welche zu einer alten Holztür führte. Das Haus war Richtung Westen ausgerichtet, der kleine Garten Richtung Osten und so suchte sich die Katze ihren abendlichen Platz für das Frühjahr und den Herbst so aus, dass sie auf der zweiten Stufe der Steintreppe saß. Der Platz war perfekt, denn die Stufen waren über den Tag schön angewärmt und auch die menschlichen Bewohner setzten sich für eine ruhige Abendminute manchmal noch dazu. Die Katze kam hier ganz zur Ruhe, die Pfoten eingeklappt, den Kopf gesenkt und abgelegt, die Beine weit von sich gestreckt.

Nun hatte der Platz einen Nachteil. Der Platz ging zu einer wenig befahrenen Straße hinaus, wo gerade in den Abendstunden einige Spaziergänger mit ihren Hunden vorbeigingen. Schon wenn die Hunde noch gar nicht in Sicht-, wohl aber in Riechweite waren, stellte die Katze ihre Krallen etwas auf und wenn der Hund – egal, ob Chihuahua oder Dackel, Schäferhund oder Pudel – näher kam, so richtete sie sich auf. Weg war die Ruhe von vor zehn Sekunden. Wenn der Hund auf gleicher Höhe mit der Katze war, verfolgte sie jede Bewegung mit den Augen, die Krallen ausgefahren und ein leichter Buckel im Kreuz, bereit zum Sprung. Manche Hunde kläfften, andere schauten bloß. Sie alle gingen jedenfalls weiter und folgten der Straße. Die Katze blieb stehen, bis der Hund außer Sichtweite war. Dann legte sie sich sofort wieder in ihre ursprüngliche Ruheposition hin. Nichts war mehr zu sehen von der Anspannung und Sprungbereitschaft, die sie noch vor Sekunden ausgestrahlt hatte.

Ein sehr beeindruckendes kleines Schauspiel, was die Katze da vollführte. Und auch beeindruckend, was die Katze im Unterschied zu uns Menschen nicht machte: Sie lief dem Hund nicht nach, um zu schauen, ob er wirklich weg war. Niemals hatte sie Angst vor dem nächsten Hund, der da um die Ecke kommen könnte. Auch zückte die Katze nie ihr Handy, erzählte nicht ihren Katzenfreunden und Freundinnen von dem Hund, den sie eben gesehen und dem Stress, den sie mit ihm gehabt hatte 😉.

7.2 Lachen, wenn's weh tut[2]

Diese Geschichte könnte in Sitzung 1 zum Thema Stress oder in Sitzung 3 zum Thema Gefühle ergänzt werden mit dem Hinweis darauf, dass entgegengesetztes Handeln und bestimmte Körperhaltungen einen Einfluss auf unsere Stimmung haben können.

»In meinem ersten Jahr in Thailand wurden wir von einem Kloster ins andere in einem kleinen Lastwagen gefahren. Natürlich saßen die Senior-Mönche vorn und besetzten die besten Plätze. Wir Junior-Mönche mussten uns hinten auf der Ladefläche auf harten Holzbänken zusammendrängen. Oberhalb der Bänke befand sich ein niedriger Metallrahmen, über den eine Plane gezogen war, die uns vor Regen und Staub schützen sollte.

Es gab damals nur unbefestigte Straßen, die sich in einem traurigen Zustand befanden. Jedes Mal, wenn ein Rad ein Schlagloch traf, hüpfte der Wagen nach unten und unsere kleine Gruppe nach oben. Rums! Ich weiß nicht, wie oft ich mir dabei den Kopf an dem Metall-

2 Ajahn Brahm, Die Kuh, die weinte © 2006 Lotos Verlag, München, in der Penguin Random House Verlagsgruppe GmbH; Übersetzung: Martina Kempff. Wir danken für die Abdruckgenehmigung.

rahmen stieß. Da ich zudem auch noch kahl war, gab es keinen »Puffer«, der den Schlag etwas milderte.

Wenn ich mir den Kopf stieß, fluchte ich jedes Mal – natürlich auf Englisch, damit mich die Thai-Mönche nicht verstanden. Aber wenn einer von ihnen mit dem Kopf gegen das Metall krachte, lachte er nur! Das begriff ich einfach nicht. Wie kann man lachen, wenn man sich auf so schmerzhafte Weise den Kopf stößt? Ich vermutete, dass die Köpfe dieser Thais dermaßen oft solchem Aufprall ausgesetzt worden waren, dass sie schon bleibenden Schäden hatten.

Doch da ich früher als Wissenschaftler gearbeitet hatte, beschloss ich, ein Experiment zu wagen und beim nächsten Mal genauso zu lachen wie die Thai-Mönche. Ich wollte herausfinden, wie das war. Und wissen Sie, was ich entdeckte? Dass es erheblich weniger schmerzt, wenn man lacht!

Gelächter entlässt Endorphine in die Blutbahn, natürliche, schmerzstillende Mittel. Endorphine kräftigen außerdem das Immunsystem und helfen beim Kampf gegen Infektionen. Lachen ist also förderlich, wenn man Schmerz verspürt. Wenn Sie mir nicht glauben, machen Sie doch selbst den Test, wenn Sie sich das nächste Mal den Kopf stoßen!

Diese Erfahrung hat mir beigebracht, dass die Schmerzen des Lebens weniger wehtun, wenn man ihnen die komische Seite abgewinnt und darüber lacht.«

7.3 Autobahn-Metapher

Diese Metapher kann gut ergänzt werden, wenn es um die Hartnäckigkeit von automatisierten Mustern geht. Dies könnte in Sitzung 2 beim Thema der Depressionsspirale, in Sitzung 3 beim ABC-Modell und automatischen Gedanken, in Sitzung 3 beim Thema Umgang mit Gefühlen oder in Sitzung 4 zum Thema Zeit- und Energiemanagement, aber auch zum Thema Zielsetzung eingebunden werden.

Stellen Sie sich vor, es gibt eine gut ausgebaute, mehrspurige Autobahn. Diese Autobahn kann man leicht und ohne viel nachzudenken befahren. Die Autobahn steht für automatische Verhaltensweisen, Gedanken oder emotionale Reaktionen. Dadurch, dass man diese Muster schon so lange Zeit und so häufig angewandt hat, laufen sie meist automatisch ab. Wenn man jetzt einen neuen Weg einschlagen will, weil man seine Muster verändern möchte, gibt es einen neuen Abzweig, der erstmal nur so schmal und unscheinbar ist wie ein Trampelpfad. Es ist anfangs schwer, diesen Abzweig zu erwischen – wenn man nicht gut aufpasst, ist man schnell wieder auf dem alt bekannten Weg: der Autobahn.

Die kurzfristigen Vorteile der Autobahn sind, dass man schnell und ohne große Mühe auf ihr unterwegs sein kann. Vielleicht verschafft sie am Anfang auch Erleichterung, weil sie eine schnelle Lösung bietet. Sie ist außerdem vertraut und man weiß genau, was einen auf dem Weg und am Ende erwartet. Allerdings sind die langfristigen Konsequenzen, das Ziel, wo die Autobahn einen hinführt, meistens von Nachteil. Diese Nachteile sind sehr vom konkreten Muster abhängig. Meist landet man aber mit der Autobahn nicht dort, wo man eigentlich hin möchte. Stattdessen bringt einen der neue Weg, also die neuen Verhaltensweisen, Gedanken oder Strategien zum Umgang mit Emotionen, ans Ziel: zu mehr Freude, Selbstbestimmung, Gesundheit, Selbstsicherheit usw. Dafür muss man aber die kurzfristigen Nachteile des neuen Pfads auf sich nehmen: Er kostet erstmal mehr Mühe und ist ungewohnt. Aber je häufiger man ihn geht, desto breiter wird auch dieser Weg. Mit der Zeit wird auch der neue Weg, das neue Muster, leichter begehbar und man erkennt den Moment besser, an dem man den Abzweig zum neuen Weg erwischen muss. Die Autobahn, der alte Weg, wird aber noch eine Weile bestehen bleiben. Nur weil der neue Weg immer weiter ausgebaut wird, verschwindet die Autobahn nicht plötzlich. Bei ungünstigen Umständen, wie starkem Stress, Erschöpfung oder Unachtsamkeit, kann es also sein, dass man doch wieder auf der Autobahn landet. Aber auch so ein Ausrutscher bedeutet nicht, dass alle Arbeit am neuen Weg vergebens war – der neue Pfad existiert trotzdem. Jede Situation, in der man quasi an der Weggabelung steht und sich bewusst für den neuen Weg entscheidet, ist eine neue Gelegenheit, den neuen Weg zu verstärken.

Diese Metapher lässt sich auf sehr vieles anwenden: Suchtverhalten, destruktive Gedanken, impulsives Verhalten, Emotionsunterdrückung, Vermeidungsverhalten, selbstschädigendes Verhalten … Sie kann außerdem auch mit den neuronalen Verbindungen erklärt werden, die in unserem Gehirn bei neuen Verhaltensweisen entstehen und die bei Automatismen besonders »stark« sind.

7.4 Das rosa Tütchen[3]

Diese Geschichte könnte in Sitzung 2, bezogen auf die Auswirkung unserer Gedanken beziehungsweise unseres Fokus, vorgelesen werden. Sie könnte aber auch in Sitzung 3 zum Thema Achtsamkeit und bewusste Aufmerksamkeitslenkung ergänzt werden.

Als ich eines Tages traurig durch den Park schlenderte und mich auf einer Parkbank niederließ, um über alles nachzudenken, was in meinem Leben schiefläuft, setzte sich ein fröhliches kleines Mädchen zu mir. Sie spürte meine Stimmung und fragte: »Warum bist du so traurig?«

»Ach«, sagte ich, »ich habe keine Freude im Leben. Alle sind gegen mich. Alles läuft schief. Ich habe kein Glück und ich weiß nicht, wie es weitergehen soll.«

»Hmmm«, meinte das Mädchen. »Wo hast du denn dein rosa Tütchen? Zeig es mir mal. Ich möchte da mal hineinschauen.«

»Was für ein rosa Tütchen?«, fragte ich sie verwundert. »Ich habe nur ein schwarzes Tütchen.«

Wortlos reichte ich es ihr. Vorsichtig öffnet sie mit ihren zarten kleinen Fingern den Verschluss und sah in mein schwarzes Tütchen hinein. Ich bemerkte, wie sie erschrak. »Es ist ja voller Alpträume, voller Unglück und voller schlimmer Erlebnisse!«

»Was soll ich machen? Es ist eben so. Daran kann ich doch nichts ändern.«

3 Verfasser unbekannt.

»Hier nimm,« meinte das Mädchen und reichte mir ein rosa Tütchen. »Sieh hinein!«

Mit etwas zitternden Händen öffnete ich das rosa Tütchen und konnte sehen, dass es voll war mit Erinnerungen an schöne Momente des Lebens. Und das, obwohl das Mädchen noch jung an Menschenjahren war. »Wo ist dein schwarzes Tütchen?«, fragte ich neugierig.

»Das werfe ich jede Woche in den Müll und kümmere mich nicht weiter darum«, sagte sie.

»Für mich ist es wichtig, mein rosa Tütchen im Laufe des Lebens voll zu bekommen. Da stopfe ich so viel wie möglich hinein. Und immer, wenn ich Lust dazu habe oder beginne, traurig zu werden, öffne ich mein rosa Tütchen und schaue hinein. Dann geht es mir sofort besser.«

Noch während ich verwundert über ihre Worte nachdachte, gab sie mir einen Kuss auf die Wange und war verschwunden. Neben mir auf der Bank lag ein rosa Tütchen. Ich öffnete es zaghaft und warf einen Blick hinein. Es war fast leer, bis auf einen kleinen zärtlichen Kuss, den ich von einem kleinen Mädchen auf einer Parkbank erhalten hatte. Bei dem Gedanken daran musste ich schmunzeln und mir wurde warm ums Herz. Glücklich machte ich mich auf den Heimweg, nicht vergessend, am nächsten Papierkorb mich meines schwarzen Tütchens zu entledigen.

7.5 Achtsamkeitsübung zu Geduld[4]

Diese Übung könnte als ergänzende Hausaufgabe zum Thema Achtsamkeit in Sitzung 3 besprochen werden.

Überlegen Sie einmal, welches typische Situationen sind, in denen Sie ungeduldig reagieren. Suchen Sie sich ein oder zwei konkrete Situationen heraus, in denen Sie gern geduldiger wären. Sind Sie zum Beispiel im Supermarkt in der Schlange vor der Kasse immer höchst ungeduldig, nutzen Sie diese Situation zum Üben.

4 Nach Alois Burkhard: Achtsamkeit – Entscheidung für einen neuen Weg. Schattauer Verlag 2015.

Beim nächsten Mal wählen Sie dann bewusst eine Situation aus, in der Ihre Geduld auf die Probe gestellt wird (z.B. in der längsten Schlange im Supermarkt). Wichtig ist, dass Sie nur üben, wenn Sie keinen Termin direkt im Anschluss haben – sondern dann, wenn Sie eigentlich nichts drängt. Sie sollen erfahren, dass in manchen Situationen keine Eile geboten ist und Ungeduld in dem Moment weder hilfreich noch angenehm ist.

Begeben Sie sich bewusst in die Situation und beobachten Sie achtsam und detailliert, wie es sich für Sie anfühlt. Registrieren Sie Ihre Gedanken, Verhaltensimpulse und Gefühle. Fordern Sie sich vielleicht selbst heraus und lassen Sie in der Warteschlagen noch jemanden vorgehen. Überprüfen Sie, ob Ihre ungeduldigen Impulse hilfreich sind – ob Sie tatsächlich etwas an der Situation verändern und die Abläufe beschleunigen könnten. Um sich zu ankern (d.h. einen Fixpunkt für Ihre Aufmerksamkeit bestimmen, zu dem Sie immer wieder zurückkehren können), beobachten Sie eventuell Ihren Atem und registrieren Sie weiter achtsam, wie sich die Situation entwickelt.

7.6 Die Geschichte vom Philosophie-Professor[5]

Die Geschichte eignet sich als Ergänzung in Sitzung 4 zum Thema Zeit- und Energiemanagement.

Ein Philosophie-Professor eröffnete seine Vorlesung mit folgenden Worten: »Es geht heute um das Thema ›Zeitmanagement‹ und wir werden dazu ein Experiment machen.«

Er nahm ein Goldfischglas, stellte es auf den Tisch und füllte es mit einigen großen Steinen, bis kein weiterer mehr hineinpasste.

Nun blickte er in die Runde und fragte: »Ist das Glas voll?« Die Studenten antworteten im Chor: »Ja!«

»Wirklich?«

Der Professor nahm eine Schachtel, öffnete sie und kippte vorsich-

5 Verfasser unbekannt.

tig Kieselsteine in das Glas und schüttelte es dabei leicht. Der Kies füllte die Zwischenräume zwischen den großen Steinen. Dann blickte er wieder in die Runde und fragte erneut: »Ist dieses Glas voll?«

Dieses Mal durchschauten die Studenten sein Spielchen. Einer antwortete: »Sehr wahrscheinlich nicht!«

»Gut«, antwortete der Professor. Nun nahm er einen Beutel, öffnete ihn und begann behutsam Sand in das Glas zu schütten. Der Sand füllte die Löcher zwischen den Steinen und dem Kies.

Am Ende nahm er ein Bier (alternativ: eine Limonade) und goss es (sie) in das Glas.

Er blickte dann auf seine Gruppe und fragte: »Welche Erkenntnis lässt sich mit diesem Experiment demonstrieren?«

Ein Student antwortete, nachdem er über das Thema des Kurses nachgedacht hatte: »Das beweist, dass, auch wenn man glaubt, die Agenda sei vollständig voll, man dennoch immer neue Termine hinzufügen kann, wenn man wirklich will.«

»Nein«, antwortete der Professor, »genau das bedeutet es nicht.«

Er erklärt: »Das Glas ist wie euer Leben.

Die großen Steine sind die großen Dinge in eurem Leben. Dinge, die sehr, sehr wichtig sind (z. B. Familie oder Gesundheit).

Die kleinen Steine sind kleinere, aber auch sehr wichtige Dinge im Leben (vielleicht euer Job oder eure Hobbys).

Der Sand sind die ganz kleinen Dinge (vielleicht Haushaltspflichten oder der Kontakt zu entfernten Bekannten).

Wenn ihr euer Leben am Anfang mit Sand füllt, mit den kleinen Dingen, dann haben die großen Dinge keinen Platz mehr. Das Glas ist schon voll, aber ihr seid nicht glücklich. Ihr müsst zuerst an die wichtigen Dinge denken. Die kleinen Dinge haben dann immer noch Platz!«

Ein Student hob den Arm: »Aber Herr Professor, was bedeutet dann das Bier (bzw. die Limonade)?«

Der Professor schmunzelte: »Auch wenn ihr alles korrekt macht – wenn ihr an alles denkt und euer Leben füllt mit großen, kleinen und ganz kleinen Dingen –dann macht ab und zu eine Pause und nehmt euch Zeit für ein Bier (alternativ: eine Limonade). Für eine Pause und Genuss ist immer noch Platz.«

7.7 Einige Strategien zum Zeitmanagement

Hier stellen wir eine kleine Auswahl an Strategien zum besseren Zeitmanagement vor. Diese können bei Bedarf in Sitzung 4 zum Thema Zeitmanagement ergänzt werden.

Eat that frog: Anstatt am Morgen beziehungsweise zu Arbeitsbeginn die Zeit mit verschiedenen kleinen Aufgaben zu füllen (z.B. E-Mails checken und beantworten, Informationen einholen, den letzten Schliff bei fast fertig gestellten Projekten anbringen), besagt diese Methode, dass man direkt mit der größten, aufwändigsten oder unangenehmsten Aufgabe beginnen soll. Zum einen, weil morgens die Motivation und Leistungsfähigkeit meist größer ist als zum Ende eines Arbeitstages. Zum anderen kann die erfolgreiche Erledigung dieser einen großen Aufgabe so motivierend sein, dass das Umsetzen von kleineren Aufgaben im Anschluss viel leichter fällt. Außerdem wird die emotionale Belastung durch die ständig antizipierte Herausforderung immer größer, je länger man eine unliebsame oder schwierige Aufgabe vor sich herschiebt.

Pareto-Prinzip (bzw. die 80-zu-20-Regel): Dieses nach Vilfredo Pareto benannte Prinzip besagt, dass man bei der Bearbeitung einer Aufgabe schon in 20% der benötigten Zeit ungefähr 80% der Leistung erbringt, also die 80% an relevanter und gründlicher Erarbeitung (und ggf. Darstellung) des Inhalts. Die restlichen 80% der Arbeitszeit verbringt man damit, noch letzte Details und den Feinschliff hinzuzufügen – kleine Verbesserungen der Arbeit also, die zwar nur schätzungsweise 20% der Gesamtleistung ausmachen, aber den Großteil der Arbeitszeit in Anspruch nehmen.

Diese Regel ist sicherlich nicht blind auf alle Aufgaben anzuwenden, aber sie kann genutzt werden, um bei der Bearbeitung einer Aufgabe Prioritäten zu setzen und die eigene Arbeitseffizienz zu erhöhen. Mit diesem Wissen kann man sich bei einzelnen Aufgaben fragen, ob wirklich der perfektionistische Anspruch und der große Zeitaufwand erforderlich sind (bei einigen äußerst wichtigen Aufgaben ist das sicherlich gerechtfertigt) oder ob nicht eine solide

Bearbeitung mit deutlich geringerem Zeitaufwand auch völlig ausreichend sein könnte.

Pomodoro-Technik: Diese Technik (benannt nach einer Küchenuhr in Tomatenform) wurde als Zeitmanagement-Technik in den 1980er Jahren von Francesco Cirillo entwickelt. Sie basiert auf der Strategie des Timeboxing (d. h. das Einteilen einer Aufgabe in kleinere, festgelegte Zeitabschnitte) und dem regelmäßigen Einlegen von Pausen, in die typische Ablenkungen (z. B. E-Mails oder Nachrichten am Handy überprüfen, mit Kollegen reden, Kaffeeholen) gelegt werden können.

Konkret heißt das: Man arbeitet 25 Minuten konzentriert und ohne Ablenkungen, dann legt man eine fünfminütige Pause ein, auch wenn man gerade im Arbeitsflow war. Die Pause sollte nicht nur zum Überprüfen von Handy und E-Mails, sondern auch aktiv zur Erholung genutzt werden. Dieses Schema wiederholt man viermal, dann wird eine längere Pause von zwanzig bis dreißig Minuten eingelegt.

Multitasking reduzieren: Anstatt zwischen verschiedenen Aufgaben hin und her zu springen, sollte man seine Aufgaben nacheinander abarbeiten. Denn dieser ständige Wechsel kostet mehr Energie und Zeit, als die einzelnen Aufgaben nacheinander abzuarbeiten. Dabei hilft auch Achtsamkeit, um zu bemerken, dass man gerade abgelenkt ist.

7.8 Weitere Geschichten

Für weitere Geschichten, die wir den Patientinnen bei ausreichend Zeit vorlesen oder mitgeben, empfehlen wir beispielsweise die Bücher »Komm ich erzähl dir eine Geschichte« (Bucay 2011) und »Die Kuh, die weinte« (Brahm 2010). Zum Thema Stress und zum Thema Gefühle eignet sich beispielsweise die Geschichte »Lachen, wenn's weh tut« mit dem Hinweis darauf, dass entgegengesetztes Handeln und bestimmte Körperhaltungen einen Einfluss auf unsere Stimmung haben können. Die Geschichte »Zwei mangelhafte Backsteine«

eignet sich beispielsweise als Ergänzung in Sitzung 2, wenn das Thema Gedanken beziehungsweise Bewertungen und ihre Wirkung auf Stimmung und Verhalten erarbeitet wurden. Aber auch am Ende einer Sitzung oder der gesamten Gruppentherapie kann diese Geschichte als Gedankenanstoß mitgegeben werden.

KAPITEL 8

Ergänzende Übungen

8.1 Gruppenkohäsion

Um das Vertrauen untereinander und die Gruppenkohäsion zu stärken (d.h. den Zusammenhalt innerhalb der Gruppe) hilft es, wenn Patientinnen mehr über einander erfahren. Beachten Sie aber, dass die Gruppenpsychotherapeutische Grundversorgung ein niedrigschwelliges und primär psychoedukatives Angebot sein soll, bei dem starke Selbstöffnung nicht unbedingt erforderlich sein sollte. Stattdessen sollten nur einige gezielte Übungen eingesetzt werden, um ein Minimum an Vertrauen untereinander zu schaffen. Die folgenden Übungen können dabei helfen:

I. Ja oder Nein

Alle stehen im Kreis. Es wird eine Frage zu persönlichen Eigenschaften, Vorlieben oder Interessen gestellt, die sich mit Ja oder Nein beantworten lässt. Zum Beispiel: »Hast du ein Haustier?«, »Hörst du gern Coldplay?«, »Magst du den Sommer?«. Alle, die die Frage mit »Ja« beantworten würden, bleiben stehen, alle anderen setzen sich hin.

Geben Sie als Gruppenleitung erst einige Fragen vor und lassen Sie dann die Teilnehmenden selbst Fragen stellen. Achten Sie dabei gut darauf, dass keine zu intimen Fragen gestellt werden und die Themen ressourcenorientiert bleiben (d.h. keine Fragen nach Erkrankungen, Symptomen, Vorbehandlungen, Ängsten). Falls Patienten solche Fragen stellen, unterbrechen Sie direkt, bevor sich die ersten positionieren.

Dauer: sehr variabel, ca. 3–10 Minuten

II. Interview

Lassen Sie die Patientinnen sich zu zweit (notfalls zu dritt) zusammentun. Bei einer kleinen Therapiegruppe kann diese Übung eventuell im offenen Gespräch mit allen durchgeführt werden. Lassen Sie die Patienten nacheinander folgende Fragen (oder eine Auswahl daraus) beantworten:
Welche ist deine Lieblingsfarbe und was verbindest du mit dieser Farbe?

- Was gibt dir Energie (heute oder allgemein)?
- Was ist dein »Happy Song«?
- Wer ist ein wichtiger Mensch in deinem Leben und warum?
- Wenn du einen unsichtbaren Freund hättest, wer wäre das und warum?

Begrenzen Sie die Zeit und sagen Sie an, wann gewechselt werden soll, damit beide (bzw. alle) in der Gruppe drankommen. Wenn Sie mögen und genügend Zeit ist, lassen Sie die Kleingruppen sich gegenseitig kurz vor der gesamten Gruppe vorstellen.
Dauer: ca. 10 bis 20 Minuten

8.2 Aktivierung

Wenn die Gruppe müde, erschöpft oder gelangweilt wirkt, helfen kurze aktivierende Übungen (»Energizer«), um die Aufmerksamkeit wiederherzustellen und vielleicht auch ein bisschen (Lebens-)Freude oder Leichtigkeit hervorzurufen.

I. Abklopfen

Eine sehr einfache und schnelle Aktivierung ist es, sich selbst sanft abzuklopfen. Beginnen Sie, mit beiden Händen die Beine abzuklopfen, gern auch die Füße. Wandern Sie dann weiter nach oben, zum Gesäß, dann seitlich an die Flanken, zum Bauch, auf die Brust und an den Rücken. Klopfen Sie sanft auf den Nacken. Wandern Sie auch zum Gesicht und Kopf, trommeln Sie hier aber mit den Fingern,

anstatt mit der ganzen Hand. Wandern Sie dann nochmal hinunter zu den Armen und klopfen Sie abwechselnd die Arme und zum Schluss auch die Hände ab – das ergibt einen abschließenden Applaus!
Dauer: ca. 2–5 Minuten

II. Whiskey-Mixer-Spiel

Alle stehen im Kreis. Sie als Gruppenleitung beginnen, an die Person links neben sich das Wort »Whiskey-Mixer« zu sagen. So wird das Wort links herum im Kreis weitergegeben. Um die Richtung zu wechseln sagt die Person, die an der Reihe ist, das Wort »Messwechsel«. Das bedeutet, dass als Nächstes wieder die vorige Person an der Reihe ist. Rechtsherum im Kreis wird das Wort »Wachsmaske« gegeben.
Bei einem Versprecher oder zu langem Zögern können Sie die Person zur Strafe eine Runde um die Gruppe herum laufen lassen. Je schneller das Tempo, desto schwieriger wird es, keine Fehler zu machen, aber desto amüsanter wird das Spiel auch.
Dauer: ca. 5–10 Minuten

III. Nach Croos-Müller (2017)

Dehnen und Strecken, Arme und Kopf hoch

Das große Aufrichten und Arme-nach-oben-Schwingen vermitteln dem Gehirn Sicherheit, Kraft und Präsenz, da diese Körperhaltung das Gegenteil vom ängstlichen Zusammenkauern ist. Dehnen und nach oben Strecken erleichtern auch die Atmung und vermitteln Selbstwirksamkeit und Lebensfreude: »Hurra, ich lebe!«
»Strecken Sie den ganzen Körper, die Wirbelsäule, die Arme nach oben zur Decke und die Beine lang nach unten. Stellen Sie sich gern auf die Zehenspitzen und recken Sie sich vom Boden weit nach oben zur Decke. Schwingen Sie jetzt die Arme kraftvoll nach oben. Arme hoooch! Und gleich nochmal, noch ein bisschen höher! Stellen Sie sich jetzt aufrecht hin und nehmen Sie das Kinn und den Kopf ein wenig hoch. Wirbelsäule ist aufgerichtet und der Kopf etwas nach oben gerichtet. Vielleicht gehen ja die Mundwinkel auch ein wenig nach oben …«
Dauer: ca. 2–5 Minuten

8.3 Entspannung und Beruhigung

Entspannungsübungen können Sie dann anleiten, wenn einzelne Patientinnen (oder die ganze Gruppe) angespannt sind und nicht gut arbeitsfähig wirken. Auch nach einer intensiven Arbeitseinheit oder am Ende der Sitzung sind diese Übungen gut geeignet.

I. Zwei Übungen nach Croos-Müller (2017)

Abschnauben

Diese Übung dient eine Lockerung der Gesichtsmuskulatur. Anspannung wird gelöst und hilft daher auch, die Stimmung zu verbessern.
»Lass die Lippen und den Kiefer etwas locker. Lass die Atemluft herausblubbern.
Lass noch ein bisschen lockerer beim nächsten Ausatmen. Die Lippen dürfen ruhig vibrieren oder kribbeln. Schnaube wie ein Pferd, um Spannung loszulassen.«
Dauer: ca. 1–3 Minuten

Strohhalm-Atmung

Auch ohne Strohhalm eine leichte Übung, um sich zu beruhigen und leichter zu fühlen.
»Formen Sie die Lippen zu einem Rund, so als ob Sie einen Strohhalm umschließen würden. Saugen Sie nun intensiv Luft ein, schön langsam und genussvoll; angenehm kühle und frische oder auch warme und zarte Luft. Lassen Sie die Luft in beiden Lungenflügeln ausbreiten. Amten Sie durch die Nase wieder aus. Atmen Sie wieder durch den (imaginären) Strohhalm ein, in einem schönen, ruhigen Rhythmus.
Dauer: ca. 1–3 Minuten

II. Progressive Muskelentspannung (PMR), frei nach Jacobsen

PMR ist eine Übung, die über bewusste und kontrollierte Anspannung einzelner Muskelpartien den anschließend unweigerlich folgenden Entspannungseffekt nutzt. Diese kurze Anleitung ist für ein erstes Kennenlernen der PMR im Sitzen gedacht.
»Ballen Sie Ihre Hand zu einer Faust. Spannen Sie alle Finger an,

drücken Sie fest zu, sodass Sie die Spannung deutlich wahrnehmen. Es soll aber nicht schmerzen oder unangenehm sein. Halten Sie die Spannung noch 3, 2, 1 und lassen Sie jetzt ganz locker. Spüren Sie nach und beobachten Sie, wie sich Ihre Hand jetzt anfühlt.
Wiederholen Sie das Gleiche noch einmal. Ballen Sie dieselbe Hand zur Faust, halten Sie die Spannung, 5, 4, 3, 2, 1 und loslassen. Spüren Sie nach.«
Leiten Sie die zweite Hand ebenso an: zur Faust ballen, Spannung halten, 5, 4, 3, 2, 1 und loslassen. Nachspüren. Wiederholen.
Dann die Schultern hochziehen, Richtung Ohren, Spannung halten – loslassen – nachspüren. Wiederholen.
Die gleiche Prozedur können Sie für verschiedene Körperteile oder -partien wiederholen. Im Sitzen gut möglich sind:

- Anspannen der Arme und Auseinanderspreizen der Finger
- Anspannen des Bauchs (wie ein Brett)
- Zusammenkneifen der Pobacken
- Zusammenkneifen der Augen und Lippen (als hätten Sie in eine Zitrone gebissen)
- Strecken der Beine mit gespitzten Füßen (d. h. Wegstrecken der Zehenspitzen und bestenfalls Abheben der Füße vom Boden)
- Strecken der Beine mit angezogenen Zehenspitzen (d. h. Zehenspitzen Richtung Nase und bestenfalls Abheben der Füße vom Boden)

Dauer: nach Belieben kürzbar oder verlängerbar, 3–20 Minuten

8.4 Achtsamkeit

Um die Achtsamkeit zu schulen, gibt es zahlreiche Übungen. Diese Übungen sind auch gut für den Beginn einer Sitzung oder nach der Pause zwischen zwei Themenblöcken geeignet, um den Fokus wiederherzustellen. Hier stellen wir einige Übungen vor, die sich gut in einer Gruppe und mit begrenztem Raum umsetzen lassen.

I. Gemeinsam zählen

Lassen Sie die Gruppe gemeinsam und nacheinander die Monate des Jahres aufsagen (alternativ von 1 bis 20 zählen), ohne dass die Teilnehmenden sich abstimmen. Dies wird gemacht, indem jeweils eine Person den ersten Monat (bzw. die Eins) aufsagt und dann die nächste Person mit dem nächsten Monat (bzw. der nächsten Zahl) fortfährt. Dabei ist weder verbale noch nonverbale Abstimmung erlaubt. Auch darf nicht eine Person mehrere oder alle Monate beziehungsweise Zahlen hintereinander aufsagen. Wenn zwei Personen gleichzeitig sprechen, wird von vorn begonnen. Ziel ist es, möglichst achtsam miteinander zu sein. Die Übung funktioniert im Sitzen, im Stehen oder auch im Gehen.
Dauer: sehr abhängig von der Zahl der Versuche, ca. 3 bis 15 Minuten

II. Achtsames Wahrnehmen der eigenen Hand

»Nehmen Sie einmal Ihre eigene Hand achtsam wahr. Schauen Sie sie gut an. Achten Sie auf die Linien, die Äderchen, Falten, die Hautstruktur … Nutzen Sie gern auch alle anderen Sinne. Wie ist die Temperatur? Tasten Sie mit der anderen Hand einzelne Stellen der Hand ab. Auch Riechen oder Schmecken sind erlaubt. Nehmen Sie Ihre Hand so neugierig wahr, als hätten Sie sie noch nie zuvor gesehen. Beobachten Sie nur. Nehmen Sie auch eventuell auftauchende Gedanken oder Gefühle achtsam wahr, aber kehren Sie mit dem Fokus immer wieder zu Ihrer Hand zurück.«
Dauer: variabel, ca. 3 bis 10 Minuten

III. Gehmeditation (aus Alois Burkhard: Achtsamkeit – Entscheidung für einen neuen Weg. (Schattauer Verlag 2015)

»Stehen Sie aufrecht. Legen Sie Ihre Hände auf Höhe des Bauchnabels. Die Augen sind mit weichem Blick auf den Boden gerichtet. Verlagern Sie das Gewicht auf das linke Bein, heben Sie das rechte an und bewegen Sie es langsam nach vorn. Setzen Sie die Ferse auf, rollen Sie den Fuß ab und verlagern Sie die das Gewicht auf das rechte Bein. Führen Sie nun dieselben Bewegungen mit dem linken Bein aus: Heben, bewegen, aufsetzen, abrollen, Gewicht erneut verlagern. Die Kontinuität der Bewegung und der monotone Ablauf können tiefe Ruhe aufkommen lassen. Sie werden erfahren, dass der Körper zwar geht, der Geist aber häufig mit etwas völlig anderem beschäftigt ist. Nehmen Sie dies freundlich zur Kenntnis und richten Sie die Aufmerksamkeit dann wieder auf die Schrittfolge. Gehen Sie so, als würden Ihre Füße einen Abdruck im Sand hinterlassen, Schritt für Schritt, Augenblick für Augenblick. Manchmal stellen sich Atmung und Schrittfolge aufeinander ein, aber versuchen Sie dies nicht zu erzwingen, indem Sie sich anstrengen. Wenn Ihre Gedanken auf Wanderschaft sind, nehmen Sie freundlich wahr, um welche Gedanken es sich handelt. Lassen Sie die Gedanken ziehen wie Wolken am Himmel und richten Sie die Aufmerksamkeit erneut auf das aus, was Sie gerade tun, in diesem Fall das Gehen.

Bleiben Sie für einige Minuten in der Übung. Beobachten Sie auch Impulse, schneller werden zu wollen, Wichtigeres zu tun zu haben, oder gar gelangweilt zu sein.

Gehen Sie einfach bewusst weiter, Schritt für Schritt, Atemzug für Atemzug.«

Dauer: wie gewünscht, ca. 5–15 Minuten

IV. Atem-Achtsamkeitsübung

Die folgende Achtsamkeitsübung sollte ruhig und mit genügend Zeit zwischen den einzelnen Anweisungen vorgelesen werden. Nehmen Sie eventuell eine Uhr mit Sekundenzeiger zu Hilfe, um mindestens zehn Sekunden Zeit (oder auch bis zu einer Minute) zwischen einzelnen Absätzen zu lassen. Für Ungeübte ist diese Achtsamkeitsübung mit kürzeren Pausen und häufigeren Instruktionen leichter umzusetzen, aber die Übung von Achtsamkeit entsteht in den Pausen, in denen man ganz mit der Aufmerksamkeit bei sich sein kann.

»Setzen Sie sich bequem, aber aufrecht hin. Stellen Sie beide Füße auf den Boden. Richten Sie die Aufmerksamkeit auf sich. Beobachten Sie einmal Ihren Atem. Schauen Sie einfach, wie er ganz von allein kommt und wieder geht. Sie müssen nichts verändern.

Schauen Sie, wo Sie Ihren Atem gerade am besten wahrnehmen können. Vielleicht an den Nasenflügeln, wie er dort ein- und ausströmt? Oder im Mund oder in der Kehle?

Oder vielleicht in Ihrer Brust, die sich ganz von allein hebt und wieder senkt?
Oder vielleicht auch im Bauch, der sich auch ganz natürlich hebt und wieder senkt?
Entscheiden Sie sich für eine Stelle, an der Sie jetzt für eine Weile Ihren Atem beobachten.
Wenn Sie durch Gedanken oder Störungen von außen abgelenkt werden, kehren Sie einfach mit der Aufmerksamkeit wieder zurück zu Ihrem Atem.
Alles, was Sie wahrnehmen, darf so sein wie es ist.
Beobachten Sie einfach Ihren Atem.
Nehmen Sie jetzt bewusst ein paar tiefere Atemzüge, bewegen Sie Hände und Füße ein wenig und kommen Sie, in Ihrem eigenen Tempo, mit der Aufmerksamkeit zurück in diesen Raum und öffnen Sie die Augen.«
Dauer: 5–15 Minuten

KAPITEL 9

Häufig gestellte Fragen

Die Gruppenpsychotherapeutische Grundversorgung ist eine neue Versorgungsmöglichkeit für Menschen mit psychischen Erkrankungen. Im Folgenden wollen wir auf häufig auftauchende Fragen von Kolleginnen bezüglich der Umsetzung eingehen.

Ist die Gruppenpsychotherapeutische Grundversorgung für Patientinnen kostenfrei?
Ja, die Gruppenpsychotherapeutische Grundversorgung ist für Patienten komplett kostenfrei. Sie sollten mit den Patientinnen dennoch eine Anmeldung oder einen kurzen Behandlungsvertrag abschließen, um mögliche Ausfallhonorare bei Nichterscheinen abzusprechen.

Ist die Gruppenpsychotherapeutische Grundversorgung für Psychotherapeuten antragsfrei?
Ja, die Gruppenpsychotherapeutische Grundversorgung muss nicht bei den Krankenkassen beantragt oder angezeigt werden, sondern kann direkt abgerechnet werden. Lediglich eine Sprechstunde (EBM 35151) muss vor der ersten Sitzung der Gruppenpsychotherapeutischen Grundversorgung stattfinden, um den Therapiebedarf festzustellen. Sie dient der erste diagnostischen Einschätzung und der Überprüfung der Gruppentauglichkeit des Patienten.

Kann die Gruppenpsychotherapeutische Grundversorgung nur von Verhaltenstherapeutinnen durchgeführt werden?
Nein, die Gruppenpsychotherapeutische Grundversorgung kann auch von ärztlichen und Psychologischen Psychotherapeutinnen mit systemischem, tiefenpsychologischem und psychoanalytischem Fachkundenachweis erbracht werden.

Ist die Gruppenpsychotherapeutische Grundversorgung auf die Inhalte dieses Manuals begrenzt?
Nein, natürlich können auch einzelne Inhalte ersetzt werden oder vollständig andere Inhalte in der Gruppenpsychotherapeutischen Grundversorgung mit Patientinnen erarbeitet werden. Dieses Manual ist ein Vorschlag, wie bewährte verhaltenstherapeutische Inhalte in der Kürze einer Gruppenpsychotherapeutischen Grundversorgung umgesetzt werden können. Die hier dargestellten Inhalte wurden jedoch evaluiert; die hier berichtete Effektivität für die entsprechenden Störungsbilder sind nur bei der Umsetzung dieses Manuals erwartbar und lassen sich nicht ohne weiteres auf andere Inhalte übertragen.

Kann ich die hier dargestellten Inhalte nur in der ambulanten Gruppenpsychotherapeutischen Grundversorgung umsetzen?
Nein, die Inhalte sind natürlich über den hier dargestellten Kontext einsetzbar. Sowohl ein stationäres Setting mit Gruppenangeboten als auch einzeltherapeutische Settings sind für die einzelnen Übungseinheiten denkbar und wurden vielfach auch schon angewendet.

Kann die Gruppenpsychotherapeutische Grundversorgung parallel zu einer laufenden Einzeltherapie erbracht werden?
Ja. Die Gruppenpsychotherapeutische Grundversorgung kann parallel zu einer beginnenden Einzeltherapie, oder auch später im Verlauf, angeboten werden, solange ein Wechsel in eine Gruppentherapie oder in eine Kombinationsbehandlung aus Einzel- und Gruppentherapie anvisiert ist.

Kann die Gruppenpsychotherapeutische Grundversorgung parallel zu einer laufenden Gruppentherapie erbracht werden?
Nein. Die Gruppenpsychotherapeutische Grundversorgung soll Patienten das Format der Gruppentherapie näher bringen, damit sie im Anschluss eher bereit und motiviert sind, eine Gruppen- oder Kombinationsbehandlung zu beginnen.

Ist die Gruppenpsychotherapeutische Grundversorgung eine geschlossene oder eine offene Gruppentherapie?
Prinzipiell ist das Angebot der Gruppenpsychotherapeutischen Grundversorgung nicht an ein Format gekoppelt und kann je nach Nachfrage angeboten und abgerechnet werden. Das Manual geht davon aus, dass es eine geschlossene Gruppe gibt und dass anhand eines Therapievertrages für Sicherheit bei Psychotherapeuten und Patientinnen gesorgt ist. So können die Sitzungen inhaltlich aufeinander aufbauen und auch die Gruppenkohäsion ist bei einer geschlossenen Gruppe leichter zu erreichen. Aufgrund des hohen psychoedukativen Anteils ist aber die Umsetzung des Manuals in einer offenen Gruppe, beispielsweise auch im stationären Setting, ohne weiteres möglich.

Welche weiteren Angebote kann man Patientinnen nach der Gruppenpsychotherapeutischen Grundversorgung machen?
Es hat sich bewährt, die Patienten zu ermutigen, sich neben der Gruppenpsychotherapeutischen Grundversorgung weiter um eine Einzel- oder Gruppentherapie zu bemühen. Die Gruppenpsychotherapeutische Grundversorgung soll Vorbehalte und Hemmungen gegenüber Gruppentherapien senken. Es kann gut sein, dass nach guten Erfahrungen im Rahmen der Gruppenpsychotherapeutischen Grundversorgung auch eine (teil-)stationäre Behandlung für Patientinnen denkbar ist, welche sie vorher aus Angst vor Gruppentherapien abgelehnt oder gar nicht in Betracht gezogen haben. In unserer Praxis werden die Patienten im Anschluss an die Gruppenpsychotherapeutische Grundversorgung weiter auf der Warteliste geführt.

Reicht die Gruppenpsychotherapeutische Grundversorgung für die Versorgung von sogenannten leichten Störungen aus und wird eventuell keine anschließende Einzel- oder Gruppentherapie benötigt?
Die im Manual dargestellte Evaluation deutet an, dass Patientinnen unabhängig vom Schweregrad der Erkrankung von den Inhalten der Gruppe profitieren. Dies trifft auch auf Patienten mit sogenannten leichten Störungen zu. Eine Symptomreduktion, die mit der von

Einzel- oder spezifischen und längeren Gruppentherapien vergleichbar ist, konnte nicht gefunden werden. Allerdings gab es Einzelfälle, in denen Teilnehmende in der abschließenden Feedback-Runde berichteten, dass sie schon viele wichtige Erkenntnisse und Gedankenanstöße bekommen hatten, womit sie sich zum Ende der Gruppentherapie hin ausreichend unterstützt und selbstwirksam genug fühlten, um die eigenen Probleme erst einmal selbst anzugehen. Ob die Gruppenpsychotherapeutische Grundversorgung allerdings als alleinige psychotherapeutische Maßnahme langfristig wirksam sein kann, müsste genauer untersucht werden.

Was kann der Gruppenleiter tun, wenn einzelne Teilnehmende die Gruppe zu sehr stören?
Das hier dargestellte Angebot soll das niedrigschwelligste Angebot in der deutschen ambulanten psychotherapeutischen Versorgungslandschaft sein. Daher sollten möglichst alle Menschen mit psychischen Beschwerden in die Gruppenpsychotherapeutische Grundversorgung eingebunden werden, sodass nur in absoluten Ausnahmefällen (z. B. akute floride Psychosen, massive nicht zu unterdrückende Verhaltensimpulse) ein Ausschluss notwendig ist. Gleichzeitig sollte die Gruppenleitung sich in der Anleitung der Gruppentherapie immer sicher genug fühlen, gerade beim Umgang mit herausfordernden Patientinnen innerhalb einer Gruppe. Wenn ein Ausschluss aus der Gruppe notwendig erscheint, sollte die Frage nach einer passenden ambulanten oder stationären Weiterbehandlung gemeinsam mit dem Patienten besprochen werden (z. B. während einer weiteren Sprechstunde oder einer Probatoriksitzung im Einzelsetting) und gegebenenfalls eine Weitervermittlung erfolgen.

Ich habe keinen Gruppenraum, würde aber die Inhalte trotzdem gern anbieten – wie kann das gehen?
Die Gruppenpsychotherapeutische Grundversorgung kann als Kassenleistung mit einer Gruppe ab drei und bis zu maximal neun Patienten abgerechnet werden. Das heißt, auch Klein- und Kleinstgruppen sind möglich, um die Inhalte zu erarbeiten. Bei sehr kleinen Gruppen können die Zeiten für die Umsetzung entsprechend ange-

passst werden. Zudem ist es möglich, Gruppentherapien in anderen (ggf. angemieteten) als den eigenen Praxisräumen durchzuführen.

Ich möchte die Gruppenpsychotherapeutische Grundversorgung anbieten, habe aber die Zusatzqualifikation nicht. Was kann ich tun?

In diesem Fall gibt es leider keinen Shortcut. Die Gruppenpsychotherapeutische Grundversorgung darf nur von Psychotherapeutinnen mit der Zusatzqualifikation Gruppentherapie abgerechnet werden. Es ist bei verschiedenen Ausbildungsinstituten gut möglich, diese innerhalb eines halben Jahres zu erlangen.

Literaturverzeichnis

Bohus, M., & Wolf-Arehult, M. (2013). *Interaktives Skillstraining für Borderline-Patienten: Das Therapeutenmanual.* 2. aktualisierte und erweiterte Auflage. Schattauer Verlag, Stuttgart.

Brahm, A. (2010). *Die Kuh, die weinte. Buddhistische Geschichten über den Weg zum Glück.* Lotos Verlag, München.

Bucay, J. (2011). *Komm, ich erzähl dir eine Geschichte.* S. Fischer Verlag, Frankfurt am Main.

Burkhard, A. (2015). *Achtsamkeit – Entscheidung für einen neuen Weg: Wissen & Leben. Herausgegeben von Wulf Bertram.* Schattauer Verlag, Stuttgart.

Burlingame, G. M., Strauß, B., & Johnson, J. (2008). Gibt es allgemeine Veränderungsmechanismen in Gruppenpsychotherapien? Eine Einführung in ein konzeptuelles Modell. *Gruppenpsychotherapie und Gruppendynamik*, 44(3), 177–214.

Croos-Müller, C. (2017). *Alles gut – Das kleine Überlebensbuch: Soforthilfe bei Belastung, Trauma & Co.* Kösel-Verlag, München.

Diekelmann, S. (2019). *Gedächtnis.* In: Deinzer, R., & von dem Knesebeck, O. (Hrsg.) Online Lehrbuch der medizinischen Psychologie und medizinischen Soziologie. German Medical Science GMS Publishing House, Berlin.

Eismann, G., & Lammers, C. H. (2017). *Therapie-Tools Emotionsregulation: Mit E-Book inside und Arbeitsmaterial.* Beltz Verlag, Weinheim.

Epstein, N., Brendel, T., Hege, I., Ouellette, D. L., Schmidmaier, R., & Kiesewetter, J. (2016). The power of the pen: how to make physicians more friendly and patients more attractive. *Medical Education*, 50(12), 1214–1218.

Fries, E., & Kirschbaum, C. (2009). *Chronischer Stress und stressbezogene Erkrankungen.* Wippert, P., & Beckmann, J. (Hrsg.) *Stress- und Schmerzursachen verstehen. Gesundheitspsychologie und -soziologie in Prävention und Rehabilitation* (113–126). Georg Thieme Verlag, Stuttgart.

Galliker, M. (2009). *Psychologie der Gefühle und Bedürfnisse: Theorien, Erfahrungen, Kompetenzen.* Kohlhammer Verlag, Stuttgart.

Gemeinsamer Bundesausschuss (2020, 20. November). *Psychotherapie-Richtlinie.* https://www.g-ba.de/richtlinien/20/ (Abgerufen am 19.06.2023).

Hagena, S., & Gebauer M. (2014). *Therapie-Tools. Angststörungen.* Beltz Verlag, Weinheim.

Jack, R.E., Blais, C., Scheepers, C., Schyns, P.G., & Caldara, R. (2009). Cultural confusions show that facial expressions are not universal. *Current biology, 19*(18), 1543–1548.

Kabat-Zinn, J. (2003). Mindfulness-based stress reduction (MBSR). *Constructivism in the Human Sciences, 8*(2), 73.

Kabat-Zinn, J. (2005). *Coming to our senses: Healing ourselves and the world through mindfulness.* Hachette UK.

Kassenärztliche Bundesvereinigung (2021, 20. Mai). *Neue gruppentherapeutische Angebote: Psychotherapie-Vereinbarung angepasst.* https://www.kbv.de/html/1150_52398.php (Abgerufen am 19.06.2023).

Kassenärztliche Bundesvereinigung (2023, 13. April). *Komplex für die Gruppenpsychotherapeutische Grundversorgung (Gruppenbehandlung)* (Stand 2023/2.). https://www.kbv.de/tools/ebm/html/35173%20-%20 35179_2900292634146476729952.html (Abgerufen am 19.06.2023).

Khan, M.A., Amin, N., Khan, A., Imtiaz, M., Khan, F., Ahmad, I., … & Islam, B. (2016). Plant therapy: a nonpharmacological and noninvasive treatment approach medically beneficial to the wellbeing of hospital patients. *Gesunde Pflanzen, 68*(4), 191–200.

Kiesewetter, J., & Dimke, B. (2018). *Resilience training for health care professionals and medical students: An instructional manual.* Independently published.

Königswieser, R., & Exner, A. (2019). *Systemische Intervention: Architekturen und Designs für Berater und Veränderungsmanager.* Schäffer-Poeschel Verlag, Stuttgart.

Linden, M., & Hautzinger, M. (2008). *Verhaltenstherapiemanual* (Vol. 8). Springer Verlag, Heidelberg.

Liwowsky, I., Mergl, R., & Padberg, F. (2014). *SBT-Depressionstherapie in und mit der Gruppe–Konzeption und Evaluation im stationär-psychiatrischen Setting.* Sulz, S. (Hrsg.) *Strategische Therapien: SKT, SBT, SJT, PKP – Forschung – Entwicklung – Praxis* (106–121). Psychosozial-Verlag, Gießen.

Loehr, J., & Schwartz, T. (2006). *The power of full engagement. Managing energy, not time, is the key to high performance and personal renewal.* In: C. Boersch & von Diest (Hrsg.) Das Summa Summarum des Erfolgs (199–216). Gabler Verlag, Wiesbaden.

Marwitz, M. (2016). *Verhaltenstherapeutische Gruppentherapie: Grundlagen und Praxis.* Hogrefe Verlag, Göttingen.

Pitschel-Walz, G., Bäuml, J., & Kissling, W. (2017). *Psychoedukation bei Depressionen: Manual zur Leitung von Patienten- und Angehörigengruppen.* Elsevier Verlag, München.

Potreck, F. (2014). *Von der Freude, den Selbstwert zu stärken.* Klett-Cotta Verlag, Stuttgart.

Retzlaff-Fürst, C., & Pollin, S. (2022). *Naturerfahrung als Quelle des Wohlbefindens – Zum Verhältnis von Naturerfahrung und Gesundheit.* In: Naturerfahrung und Bildung (S. 79–99). Springer Fachmedien, Wiesbaden.

Schaub, A., Roth, E., & Goldmann, U. (2013). *Kognitiv-psychoedukative Therapie zur Bewältigung von Depressionen: Ein Therapiemanual.* Hogrefe Verlag, Göttingen.

Schug, S. (2016). *Therapie-Tools. Achtsamkeit.* Beltz Verlag, Weinheim.

Sudimac, S., Sale, V., & Kühn, S. (2022). How nature nurtures: Amygdala activity decreases as the result of a one-hour walk in nature. *Molecular psychiatry*, 1–7.

Sulz, S., & Grethe, C. (2005). Die VDS90-Symptomliste – eine Alternative zur SCL90-R für die ambulante Psychotherapie-Praxis und das interne Qualitätsmanagement. *Psychotherapie*, *10*(1), 38–48.

Sulz, S., Gräff-Rudolph, U., & Jakob, C. (1998). Persönlichkeit und Persönlichkeitsstörung – Eine empirische Untersuchung der VDS-Persönlichkeitsskalen. *Psychotherapie*, *3*(1), 46–56.

Tschuschke, V. (2010). *Gruppenpsychotherapie: Von der Indikation bis zu Leitungstechniken.* Thieme Verlag, Stuttgart.

Wengenroth, M. (2012). *Therapie-Tools. Akzeptanz- und Commitmenttherapie.* Beltz Verlag, Weinheim.

Wittchen, H. U., & Hoyer, J. (2011). *Klinische Psychologie & Psychotherapie* (Vol. 1131). Springer Verlag, Heidelberg.

Yalom, I. D. (2015). *Theorie und Praxis der Gruppenpsychotherapie. Ein Lehrbuch.* Klett-Cotta Verlag, Stuttgart.